JN094477

現場で使える

杉山卓也
Takuya Sugiyama

薬剤師・登録販売者のための漢方相談便利帖

症状からチャートで選ぶ 漢方薬

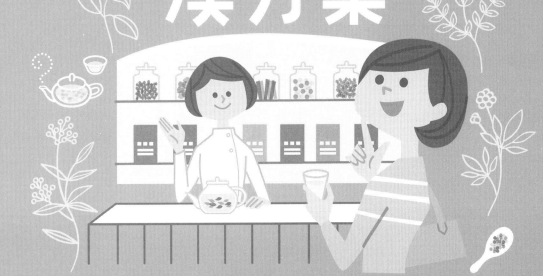

SE
SHOEISHA

本書内容に関するお問い合わせについて

このたびは翔泳社の書籍をお買い上げいただき、誠にありがとうございます。弊社では、読者の皆様からのお問い合わせに適切に対応させていただくため、以下のガイドラインへのご協力をお願い致しております。下記項目をお読みいただき、手順に従ってお問い合わせください。

●ご質問される前に

弊社 Web サイトの「正誤表」をご参照ください。これまでに判明した正誤や追加情報を掲載しています。

正誤表　https://www.shoeisha.co.jp/book/errata/

●ご質問方法

弊社 Web サイトの「刊行物 Q&A」をご利用ください。

刊行物 Q&A　https://www.shoeisha.co.jp/book/qa/

インターネットをご利用でない場合は、FAX または郵便にて、下記"翔泳社 愛読者サービスセンター"までお問い合わせください。
電話でのご質問は、お受けしておりません。

●回答について

回答は、ご質問いただいた手段によってご返事申し上げます。ご質問の内容によっては、回答に数日ないしはそれ以上の期間を要する場合があります。

●ご質問に際してのご注意

本書の対象を越えるもの、記述個所を特定されないもの、また読者固有の環境に起因するご質問等にはお答えできませんので、予めご了承ください。

●郵便物送付先および FAX 番号

送付先住所　〒 160-0006　東京都新宿区舟町 5
FAX 番号　　03-5362-3818
宛先　　　　（株）翔泳社 愛読者サービスセンター

※本書の内容は 2020 年 7 月現在の法令等に基づいて記載しています。
※本書に記載された URL 等は予告なく変更される場合があります。
※本書の出版にあたっては正確な記述につとめましたが、著者や出版社などのいずれも、本書の内容に対してなんらかの保証をするものではなく、内容やサンプルに基づくいかなる運用結果に関してもいっさいの責任を負いません。
※本書に記載されている会社名、製品名はそれぞれ各社の商標および登録商標です。

はじめに

　2018年11月、様々な漢方薬の特徴（作用・効果、適応証、体質、構成生薬、類似処方など）をまとめた前著『現場で使える 薬剤師・登録販売者のための漢方相談便利帖 わかる！ 選べる！ 漢方薬163』（翔泳社）を上梓しました。専門知識がなくてもわかりやすい表現や情報量を意識して執筆した本で、おかげさまで好評をいただき、大変嬉しく思っております。

　ただ、読者の方からは「症状や疾患別に漢方薬を分類してほしい」というお声もいただきました。実は、こうした要望はある程度予想していました。「この症状には○○湯」「この疾患には××散」と直結したほうが、シンプルでわかりやすいからです。

　しかし、適切な漢方薬を選ぶためには、主症状だけでなく、同時に起きている不調、症状の強さや進み具合、体質、生活習慣など、様々な要素を考慮する必要があり、「この疾患ならこれ」と単純に提示できません。私の講義やSNSでも、「病名で漢方薬を選んではいけない」という話をよくさせていただいています。

　そこで本書では、症状を細分化し、発症からの経過期間や体質なども踏まえながら、フローチャート形式で適切な漢方薬へとたどりつける構成にしました。「○○病＝××湯」というマニュアル的な選択ではなく、「証」で分類しながら、一つの症状や疾患名から様々な漢方薬の選択に進めるはずです。症状が起きる仕組みや、生活養生についても紹介しましたので、前著同様、初学者の方にも使いやすくなっていると思います。

　収録しているのは、普段よく相談が寄せられる病名や症状です。医療従事者の方は漢方薬を選定したり、解説したりするときの参考に、一般の方は自身の体調に合った漢方薬を探す際の指標に、本書をお使いいただければ幸いです。もちろん、専門的な知識を要する慢性疾患や、分類が難しい病状については専門家への相談が必要です。そして、西洋医学的な検査や西洋薬の必要性をないがしろにすることのないようにご注意ください。

　また、本書に登場する漢方薬は、実際に使う機会（自分で服用、薬局・薬店でお客様に提案など）が多いものばかりです。本書で気になる病名や症状から証に合わせた漢方薬を選定した上で、前著で個々の漢方薬の詳細な解説を参照していただくと、より理解が深まるかと思います。

　本書が前著とともに、皆さんにとって「ちょうどいい」1冊になることを心から願っています。

2020年8月

杉山 卓也

本書の使い方

〈チャート編〉

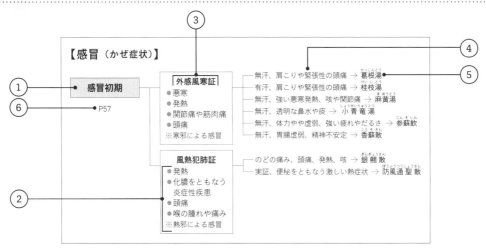

【感冒（かぜ症状）】

① 感冒初期

⑥ ● P57

③ 外感風寒証
● 悪寒
● 発熱
● 関節痛や筋肉痛
● 頭痛
※寒邪による感冒

④

⑤
無汗、肩こりや緊張性の頭痛　→　葛根湯
有汗、肩こりや緊張性の頭痛　→　桂枝湯
無汗、強い悪寒発熱、咳や関節痛　→　麻黄湯
無汗、透明な鼻水や痰　→　小青竜湯
無汗、体力やや虚弱、強い疲れやだるさ　→　参蘇飲
無汗、胃腸虚弱、精神不安定　→　香蘇散

② 風熱犯肺証
● 発熱
● 化膿をともなう
　炎性性疾患
● 頭痛
● 喉の腫れや痛み
※熱邪による感冒

のどの痛み、頭痛、発熱、咳　→　銀翹散
実証、便秘をともなう激しい熱症状　→　防風通聖散

〈解説編〉

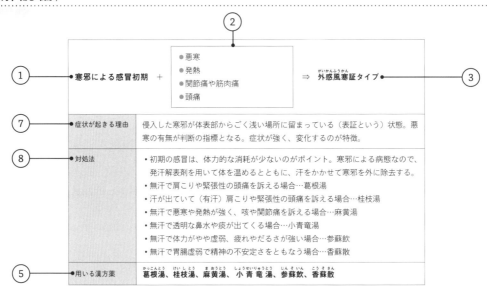

①　寒邪による感冒初期　＋

②
● 悪寒
● 発熱
● 関節痛や筋肉痛
● 頭痛

⇒　外感風寒証タイプ●　③

⑦	症状が起きる理由	侵入した寒邪が体表部からごく浅い場所に留まっている（表証という）状態。悪寒の有無が判断の指標となる。症状が強く、変化するのが特徴。
⑧	対処法	・初期の感冒は、体力的な消耗が少ないのがポイント。寒邪による病態なので、発汗解表剤を用いて体を温めるとともに、汗をかかせて寒邪を外に除去する。 ・無汗で肩こりや緊張性の頭痛を訴える場合…葛根湯 ・汗が出ていて（有汗）肩こりや緊張性の頭痛を訴える場合…桂枝湯 ・無汗で悪寒や発熱が強く、咳や関節痛を訴える場合…麻黄湯 ・無汗で透明な鼻水や痰が出てくる場合…小青竜湯 ・無汗で体力がやや虚弱、疲れやだるさが強い場合…参蘇飲 ・無汗で胃腸虚弱で精神の不安定さをともなう場合…香蘇散
⑤	用いる漢方薬	**葛根湯、桂枝湯、麻黄湯、小青竜湯、参蘇飲、香蘇散**

⑨

**生活養生の
ポイント**

初期・中期・後期のいずれにせよ、感冒時にはしっかりと休息を取ることが大切です。漢方薬の服用とともに、胃腸に負担のない食事を心がけて、しっかり睡眠を取るといった基本的なケアを忘れないようにしましょう。「かぜを引いたら漢方薬を飲めばいい」のではなく、そもそもの生活養生で感冒になりにくい状態を作ることが求められます。

①**主症状・主訴**…最もつらい症状、改善したい病態

②**副症状**…主症状と同時に起きている他の症状

③**適応証**…主症状と副症状から考えられる証

④**症状の詳細や体質**…類似処方が複数ある場合の使い分けのポイント

⑤**漢方薬**…①〜④から適切と思われる漢方薬

⑥**参照ページ**…〈解説編〉の掲載ページ

⑦**症状が起きる理由**…発症のメカニズムや症状の特徴を解説

⑧**対処法**…病態への対処の考え方、類似処方の使い分けのポイント

⑨**生活養生のポイント**…食事、睡眠、運動など漢方薬の使用以外の養生法についてもアドバイス

〈索引〉

⑩　　　　　　　　　　　　　　　　　⑪

漢方薬	読み	体質	本書	漢方薬163
安中散	あんちゅうさん	虚・中間	49, 152	64
胃苓湯	いれいとう	中間	45, 46, 53, 130, 137, 170	65
温経湯	うんけいとう	虚	38, 39, 42, 92, 93, 98, 115	68
温清飲	うんせいいん	虚・中間	40, 105	69
温胆湯	うんたんとう	虚・中間	32, 34, 48, 55, 67, 69, 145, 179	187
衛益顆粒	えいえきかりゅう	虚	40, 102	94

⑩**体質**…漢方薬の使用に適している体質を「虚（証）・中間（証）・実（証）」で表示

⑪**前著の掲載ページ**…前著『現場で使える 薬剤師・登録販売者のための漢方相談便利帖 わかる！選べる！漢方薬163』（翔泳社）での掲載ページも記載。効能・効果や構成生薬など漢方薬の詳細を知りたい場合にご参照ください

もくじ

① 章　漢方の用語と基礎知識

② 章　症状から選ぶ漢方薬

COLUMN
―コラム―

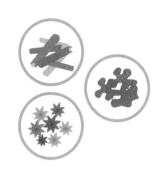

巻末資料

本書では、漢方の専門知識が少ない医療従事者または一般の方が、漢方薬（医療用・一般用）の特徴や使い方について理解しやすいように、難しい解釈を噛み砕いて解説しています。ただし、東洋医学の理論および生薬や漢方薬については様々なとらえ方・考え方が存在しており、本書における解釈がすべてではないことをご理解の上、勉強や漢方薬の選択過程の参考としてお読みください。

装丁 ………………… 大岡 喜直（next door design）
本文デザイン ……… 相京 厚史（next door design）
イラスト …………… 古藤 みちよ（cue's）
DTP ………………… 株式会社 シンクス

1章

漢方の用語と基礎知識

2章以降の症状や漢方薬の解説を読む上で、知っておきたい東洋医学の用語や考え方をざっくりと紹介します。すぐに漢方薬を調べたい場合は、2章から読んでも問題ありません。わからない用語があったら、本章や巻末資料を参照してください。

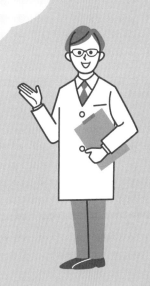

漢方ならではの用語と考え方

　本書では、あらわれている症状をもとに、適した漢方薬や対処法を紹介するので、東洋医学特有の用語や考え方なども登場します。次章の内容をより理解しやすくするために、解説でよく出てくる用語を簡単に紹介しておきたいと思います。一通り頭に入れておくと、東洋医学では人の体の仕組みや病態についてどうとらえているかがわかりやすいでしょう。

　ここでは、本書を読み進める上で必要な範囲に絞って簡潔にまとめますが、本質をより理解したい場合は詳しい解説書等を参照してください。

気血水は体を動かす基本

「気血水」は、人間が健康を維持する上で最も重要な要素です。

気（き）	• 心と体を動かすエネルギーのことで、内臓はもちろん血液や体液（津液）を動かし、新陳代謝を担うなど、体にとって必須のもの。 • 気の不足は、体だけではなく精神の不安定の原因にもなる。
血（けつ）	• 酸素と栄養素を体中に運び、老廃物を回収する働きのことや、血液の流れのこと。 • 体を潤す、体を温めるなど、血が滞りなく流れることは健康に欠かせない。
水（すい）	• 胃液や涙や汗などの体液（津液）のこと。よどみなく流れることで体を潤し、関節の円滑な動きや体温調節などを担う。

陰陽はバランスが大事

「陰陽」は、「この世の森羅万象は「陰」と「陽」の2つの性質に分類できる」という中国の易学にもとづく考え方です。陰と陽はどちらかが多すぎても、少なすぎてもだめで、相互に働き助長し合いながらバランスを保つことで健康を作っていきます。様々な病態に対して、「足りないものは補う」「過ぎたるものは削ぎ落とす」というコンセプトでアプローチする、東洋医学の柱となる考え方です。

体内における陰	・体の熱を冷ます（清熱）、潤す、力。 ・陰の不足（陰虚）は、ほてり、喉の渇き、皮膚の乾燥、目の充血、イライラなどの原因となる。
体内における陽	・体を温める、元気よく動かす、熱。 ・陽の不足（陽虚）は、体の冷え、活力の減退、皮膚が青白くなる、内臓全般の機能低下、精神的な落ち込みなどの原因となる。

証を見極めて漢方薬を選ぶ

　漢方薬を選ぶ際には、使用する人の「証」を見極めます。証とは、その人固有の「体質」「見た目」「起きている病態」の特徴を総合的にとらえたものです。証には様々なタイプがありますが、「虚実」「表裏」「寒熱」といった体質や病態のとらえ方や、不調を起こしている部位や機能を把握する「五臓六腑」の考え方がベースになっています。

　2章では、症状を説明する部分に様々な証が出てきます。巻末にも証の一覧を掲載していますので、参照してください。

●虚実（きょじつ）

　「虚実」は使用者のタイプ分類の一つで、「虚証」「実証」とその中間にあたる「中間証」があります。同じような症状でも、使用者の体質によっては適さない漢方薬もあるので、虚実の分類はとても重要です。

虚証	・「体に必要なものが足りない」という病態で、エネルギー・血液・体液（気血水）や熱が不足している。見た目も「痩せていて、抵抗力が弱そうな人」が多い。 ・疲れやすく、めまい、ふらつき、消化器系の働きの弱さ、病気がちといった傾向が見られる。不安感、落ち込みやすい、物忘れが多い、集中できないなどの訴えもある。
実証	・「余分なものが体から出ていくことができない」という病態。見た目は「がっちりしていて、抵抗力が強そうな人」というイメージ（ただし、実証の見た目には例外もあるので注意）。 ・基本的に食欲があり、行動的で元気だが、感情の起伏が激しく怒りやすいタイプが多い。のぼせ、出血、イライラ、便秘がちなどの訴えがある。

●表裏（ひょうり）

　病態に関しては、「表裏」という見方もあります。①病気の部位、②病気の進行をあらわすものに大別され、①の場合、「表」は体表部（皮膚など体の表面）、「裏」は内臓全般（消化器系、循環器系、その他）を指します（表部の不調なら「表証」、裏部の不調なら「裏証」）。

　また、②について東洋医学では、病気は「表から始まって、次第に裏のほうに進む」と考えます。感冒（かぜ症状）なら、ひき始めの悪寒や発熱、頭痛などの症状が表証、時間の経過とともにあらわれる内臓系の不調（吐き気や腹痛、下痢など）は裏証にあたります（急性症状は表証が多く、慢性症状は深部（内臓）に入り込んだ裏証が多くなる）。

　ちなみに、表から裏に症状が進行する途中の「半表半裏」という病態もあります。

表証	・頭痛、悪寒、関節痛、頂背部のこりやこわばりなど、体表部（皮膚など体の表面）に症状があらわれるもの。 ・病気の初期症状や急性症状が多い。
裏証	・腹痛、下痢、嘔吐など、内臓全般（消化器系、循環器系、その他）に症状があらわれるもの。 ・病気が進行してからあらわれる症状、慢性症状が多い。
半表半裏	・急性症状と慢性症状が交互に見られるもの（悪寒と熱感を繰り返すなど）。 ・症状が起こる部位も表裏の間（横隔膜周辺部）が多く、みぞおちのつかえや食欲不振などの症状が見られる。

●寒熱（かんねつ）

　病気のタイプをとらえる考え方で、体内に寒が入り込んで不調が起きている状態を「寒証」、熱が入り込んで不調が起きている状態を「熱証」といいます。寒熱の分類もやはり重要で、病気を患う人の様々な状況から見極めます。

寒証	・蒼白または黒ずんだ顔色、悪寒があり、冷房が苦手で、温かい飲み物を好む傾向がある。 ・患部に機能の衰退が生じており、「温める」処置を行う。
熱証	・顔色が赤く、熱感があり、暖房を嫌い、冷たい飲み物を好む傾向がある。 ・患部に炎症が生じており、「冷やす（清熱）」処置を行う。

●五臓六腑（ごぞうろっぷ）

　東洋医学では「五臓」といって、人体を「肝・心・脾・肺・腎」の5つの要素に分けてとらえます。また、五臓には表裏の関係をなす「六腑（胆・小腸・胃・大腸・膀胱・三焦）」というものがあります。

　大まかにいうと、六腑には体外から栄養物質を摂り入れて老廃物を排泄する働きがあり、五臓には、六腑が摂り入れた栄養素や呼吸で取り入れた酸素を、気・血・水（体を機能させるために必要なもの）に転化し、貯蔵し、代謝させる働きがあります。

　五臓は各部位が連動していて、互いの働きを助け合ったり（相生）、抑制し合ったり（相克）しています。

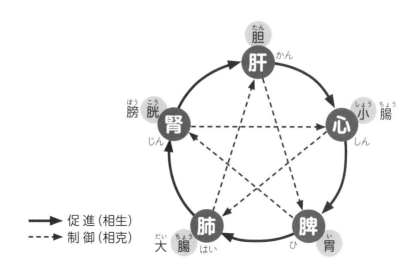

　東洋医学に関心のある人なら、「経絡」という言葉を聞いたことがあるかもしれません。経絡は、体内の気血水の通り道である経脈と絡脈の総称ですが、五臓同士や五臓と六腑は太い経脈でつながれていて、そのホットラインにより各々が影響を受け合うと考えられています。

肝（かん）

- 気の流れを通して感情の起伏を調節し、自律神経の働きを整えて体全体の機能（内臓機能）を保つ。
- 西洋医学でいう「肝臓」の機能を含み、血液の貯蔵や解毒代謝も担う。

主な作用	疏泄作用：気血水を全身に滞りなく巡らせ、状況に応じて巡りの調節も行い、新陳代謝を助ける。 情志（気持ちや情緒）の調整作用：落ち込みやイライラなど精神的な不安定を調整する。 血の貯蔵作用：気から作られた血を一時的に貯蔵し、必要に応じて体の各部位へ配分。
胆との関係	・胆は胆汁を生成して巡らせることで消化機能を調整。 ・「胆力」という言葉にあらわされるように、勇ましさや決断力など精神面を担う部位でもある（胆が弱ると気が小さくなったり、優柔不断になったりする）。

心（しん）

- 西洋医学でいう「心臓」の機能を含み、肝に貯蔵された血液が心に運ばれ、心臓のポンプ機能で体全体に運ばれる。失調すると、体の血液が不足して動悸、息切れなどの病態になる。
- 心は「心（こころ）」でもあり、精神活動（思考・意思・記憶）をコントロールする働きも持つ。失調すれば不安・焦燥感が強くなり、記憶力や集中力の低下などが起きる。

主な作用	血脈の管理：心気（心を動かすエネルギー）の働きで、血管に血液を送り出すポンプ機能により、血液循環を担う。 神志のコントロール作用：「神志」は「大脳の働き」といった意味で、精神活動や意思、思考を担う。
小腸との関係	・小腸は心と表裏の関係にあるとされ、心に不調が出ると排尿時に熱感や痛みを感じたり、血尿などが出たりする。 ・舌ともつながりがあり、心の失調で口内炎や舌の痛みやしびれ、味覚障害などが出る場合もある。

脾（ひ）

- 消化器系の総称のようなイメージ（脾臓ではなく膵臓の働き）。食事で摂り入れた栄養を脾で消化・吸収し、心身を動かす気を作り出す。
- 気は血液や体液のもととなるため、脾は「気血水の製造工場」ともいえる。
- ストレスに弱く、湿気や過度の水分（冷たい飲食物や必要以上の水分摂取など）も機能を失調させる原因となる。

主な作用	運化作用：摂り入れた飲食物を栄養素に変換して、全身に供給する働き。
	気血の産生作用：摂り入れた飲食物から気を作り出し、さらに血液（血）を作り出す働き。
	統血作用：血液が血管外に漏れ出さないように収める働き。失調すると、痔や不正出血など、体の様々な部位から出血を起こす。
胃との関係	• 脾は胃とのつながりが深く、互いに協力し合って消化と吸収を行い、摂取した飲食物から気を生成する。
	• 脾の働きが失調すると、食欲不振、胃もたれ、吐き気など胃腸の不調があらわれる。
	• 脂もの、生もの、冷たいもの、味（塩分・糖分）の濃いものをひかえ、消化のよいものを少量から摂るようにする（つまり胃にやさしい食生活）と脾の回復を助ける。

肺（はい）

- 西洋医学的な呼吸器としての機能とともに、呼吸で取り入れた酸素から気を作る働きも担う。
- 水分代謝を促す機能や、免疫機能もあるとされる（東洋医学では肺は、皮膚や大腸機能を総括する部位とされる）。

主な作用	宣発作用：肺に集められた気や津液（体液）を体表面（皮膚）や上半身にスプリンクラーのように「散布」する働き。気（エネルギー）が体表へ移動すれば皮膚機能や免疫機能の強化につながるが、この作用が弱まれば皮膚異常や、ウイルス、細菌、花粉などへの抵抗力低下が起きる。
	粛降作用：宣発作用と同様に、肺に集められた気や津液を体の内部（内臓）や下半身に散布する働き。気のエネルギーで内臓を温め、潤し、栄養を与える。
大腸との関係	• 肺は大腸と表裏の関係にあるとされ、皮膚機能や免疫機能の低下などが見られる場合は肺の失調を考える。肺の失調により大腸の働きにも影響を与える（例えば、燥邪や熱邪による肺陰虚により便秘などが起こる）。

腎（じん）

- 血液を濾過して尿と分離する腎臓・膀胱系の働きを持ち、体内の水分代謝に深く関与する。
- 生命力を蓄える臓腑とされ、幼児期の発育、歯・骨・髪・筋肉の生育や老化、精子や卵子の生成、生殖能力、生理機能など、「発育」「成長」「生殖」に深く関わる。

主な作用	主水作用：体を巡って老廃物で汚れた水分が、腎に集められ濾過される作用。再利用可能な水分は肺に送られ、再利用できない水分は膀胱から尿として排泄。 蔵精作用：精（人間の成長や生殖機能に関わる力）を貯蔵する作用。精は骨、歯、髪、脳などの栄養でもあり、弱まれば老化現象があらわれる。 納気作用：肺の深い呼吸を支え、取り入れた気（エネルギー）を腎に溜め、精に力を補充する働き。
膀胱との関係	• 腎と表裏の関係にある膀胱は、体内を巡った水分を取り込んで、不要なものを尿として排泄させる。

三焦（さんしょう）

- 六腑に含まれる一つで、その他の5つの臓腑すべてを包み、通じ合わせる腑とされている。
- 気や水液（体液）が巡る通路として、よどみない流れや体内への出入を支える。

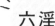

六淫

　東洋医学では、病気を引き起こす外部要素（主に気候的な要因）を示す「六気」という考え方があります。「風」「寒」「暑」「湿」「燥」「熱」の6つで、これらが体の許容範囲を著しく超えると、それぞれ「風邪」「寒邪」「暑邪」「湿邪」「燥邪」「熱邪」（これらを「六淫」と呼ぶ）という害毒となり、病気の原因となると考えられています。

風邪 （ふうじゃ）	• 風のように体内をかけ巡る性質を持ち、春の時期に活発になりやすい邪気。 • 頭痛やめまい、くしゃみ、咳、鼻詰まりなど、主に体の上部に失調を生む。 • 感冒（かぜ）も風邪に熱邪、寒邪、湿邪などが合わさり体内に侵入し、起こることが多い。
寒邪 （かんじゃ）	• 体の許容を超える冬の寒さ、暑いはずの夏に冷えた（暑さが予想以上に弱い、冷房で体を冷やしすぎた）などの原因で体外から侵入する邪気。 • 悪寒、発熱、頭痛などの症状があらわれ、寒邪の侵入が深い場合は腹痛なども引き起こす。
暑邪 （しょじゃ）	• 体の許容を超える暑さなどの原因で体に侵入する邪気。 • 口渇、発熱、頭痛などの症状のほか、イライラ、ヒステリーなど精神面への影響もあるのが特徴。
湿邪 （しつじゃ）	• 湿度の高い時期、多湿の地域などで体に侵入しやすい邪気で、体に入り込むと除去するのが大変。 • 水分代謝の異常から、吐き気、食欲不振、下痢、だるさ、関節痛などの症状があらわれる。
燥邪 （そうじゃ）	• 体内を乾燥状態にする邪気。 • 鼻や喉、口の粘膜を乾燥させ、痛みや、鼻血などの出血を引き起こす。
熱邪 （ねつじゃ）	• 体内の熱量を過剰にする邪気で、暑邪よりも症状が強い。 • 高熱、目の充血、血尿、腫れ、のぼせなど強い症状があらわれ、ウイルス性の発熱やマラリアのような熱病もこれに該当する。

病態の特徴、適した薬剤性質、養生法の基本を押さえよう

気虚（ききょ）

「気」は、東洋医学では体内の栄養物質や内臓、器官の生理機能を動かすエネルギーと考えられています。気は、①飲食物を消化器系で消化吸収、②呼吸で肺に酸素（清気）を取り入れる、のいずれかによって生成されます。

その気が不足した状態が「気虚」です。気の存在は物理的に確認できないため、西洋医学の概念に置き換えるのが難しいですが、気虚は「各臓器や器官などの機能低下」と考えるとよいでしょう。

気虚の状態になると、消化吸収機能や新陳代謝の低下、臓器の弛緩（内臓下垂や脱肛など）、運動機能の低下などの症状があらわれます。慢性的に疲労倦怠を感じたり、胃腸が弱くなって食欲不振や下痢軟便傾向になったり、抵抗力が落ちてかぜを引きやすくなったり、筋力低下や気力不足などの病態を訴えるようになります。

こうした気虚状態を改善させるのが「補気剤」と呼ばれるカテゴリの漢方薬です。読んで字のごとく、気を補ってくれるものです。

補気剤	四君子湯、六君子湯、補中益気湯、参苓白朮散、帰脾湯、安中散、玉屏風散、啓脾湯、清暑益気湯、人参湯、清心蓮子飲、補気建中湯など

●気虚改善の養生法

気虚の人は基本的に胃腸が弱っていることが多いので、胃に負担をかけるものを避けることが大事です。特に、以下の飲食物は避けましょう。

・冷たい飲み物、食べ物

- 生もの（刺身や生野菜）
- 脂っこいもの（脂質）
- チョコレートなどの甘いもの（脂質と合わさった糖質は特に注意）
- 唐辛子などの刺激の強いもの（刺激のある辛味）

逆に、積極的に摂りたい食べ物は以下の通りです。

胃腸が弱く食欲不振で、下痢や軟便の多い人	イモ類（長芋、山芋など）、豆類など
元気が出ない、倦怠感の強い人	薬用人参、牛肉、鶏肉、エビ、ウナギ（ただし胃腸虚弱時は消化に注意）など
感染症にかかりやすい人	キノコ類、ブロッコリー、アスパラガスなど
手足など末端に冷えを感じる人	ニンニク、ショウガ、ネギ、タマネギ、ニラ、サンショウ、シナモンなどの香味野菜

　食事以外の生活養生としては、なるべく過労を避け、十分な休息と睡眠を取ること、自然の中での散歩や適度な運動により新鮮な空気を肺に取り入れること、などがあります。いずれにしても、「疲労の蓄積」をいかに防ぐかが大切です。

気滞（きたい）

　気虚は気が不足している病態でしたが、「気滞」は気の流れが停滞している状態です。西洋医学的には「機能異常」ととらえることができます。機能異常は、臓器の機能異常と、精神的なストレスによる異常に分類できます。

　臓器の機能異常としては、気管、気管支、食道から直腸までの消化管や、胆のう、胆道、尿管、膀胱、膀胱括約筋、子宮、卵管などが、過緊張状態によって痙攣や過剰運動、逆流などを引き起こし、腹部の張りや痛み、喉のつまり感、食欲不振、吐き気、嘔吐、下痢と便秘の繰り返しなどの症状があらわれます。主に気滞による自律神経の異常が原因と考えられます。

　精神ストレスによる気滞の病態は「肝鬱（かんうつ）」「気鬱（きうつ）」「肝鬱気滞（かんうつきたい）」などとも呼ばれ、中でも症状がより重いケースである「肝気鬱結（かんきうつけつ）」は、憂うつ感、イライラ、頭痛、のぼせ、月経異常などの不調があらわれます。

気滞を改善させる漢方薬は「理気剤」といい、気の巡りを改善するものが中心となります。精神症状を中心とする肝気鬱結を改善する場合は、柴胡という生薬を処方の柱とする「疏肝理気剤」と呼ばれるものもあります。

理気剤	開気丸、加味逍遙散、甘麦大棗湯、柴陥湯、柴胡加竜骨牡蠣湯、柴胡桂枝乾姜湯、柴胡桂枝湯、柴朴湯、四逆散、小柴胡湯、小柴胡湯加桔梗石膏、逍遙丸、逍遙散、神秘湯、大柴胡湯、大柴胡湯去大黄、釣藤散、女神散、半夏厚朴湯、茯苓飲、茯苓飲合半夏厚朴湯、抑肝散、抑肝散加陳皮半夏

●気滞改善の養生法

片頭痛や月経不順、PMS（月経前症候群）に悩む人（肝気鬱結タイプ）	ミツバ、シュンギク、セリ、セロリ、パセリなどの香味野菜（香りの強い野菜ならなんでも）、柑橘類
怒りっぽい、イライラが止まらない、憂うつ感や不安感が強い人	酸味の強い柑橘類（レモン、ミカン、スダチ、オレンジなど）、酢を使った料理
肝機能に失調があったり、眼精疲労などの目のトラブル、筋肉痛や痙攣のある人	レバー、シジミ、アサリ、クコの実、菊花、ブルーベリーなど
不眠がちな人	ミント、ラベンダー、ジャスミン、カモミールなど鎮静作用のあるハーブ類

　芳香を持つ野菜には精油成分が含まれており、これらは気の巡りをよくして肝気鬱結を改善する有効成分でもあります。調理の際は、加熱時間を短めにして大事な香り成分が飛ばないようにするのもポイントです。

　レバーやシジミなどを摂って「肝」の働きが回復すると、肝と結びつきの強い目や筋肉の失調の改善にもつながります。不眠改善のためのハーブティーは、寝る前に飲むのがおすすめです。

　生活養生としては、気滞や肝気鬱結は精神的なストレスが引き起こしているので、ストレスを蓄積しないように適度に発散させることが大切です。暴飲暴食や生活リズムの乱れなどもストレスの原因となるので、まずは一日の食事や起床・就寝時間などを一定にすることから心がけるとよいでしょう。平日と休日で生活時間を大きくずらさないようにするだけでも、体への負担が少なくなります。

血虚（けっきょ）

「血虚」は、体に栄養を与える血が不足している病態のことです。血が不足する主な原因としては、消化器系の慢性的な機能低下、長期療養による消耗、過労、慢性出血（あるいは急性の大量失血）などが挙げられます。特に女性の場合は、出産や月経などで多くの血を失う機会があり、男性と比べても血虚体質になりやすいといえます。

血は、腎に貯蔵される精や、飲食により生成される気から生まれます。また、血は気に変化もするので、血虚状態の慢性化は気虚にもつながり、その逆（気虚から血虚が生じる）もあるというわけです。ちなみに、気血の両方が不足した状態は「気血両虚」と呼びます。

血虚の主な症状としては、疲労感、めまい、立ちくらみ、血色異常、乾燥肌、眼精疲労、ドライアイ、爪が欠ける、脱毛、白髪、不安感、不眠、月経不順や無月経などが見られます。

血虚を改善する漢方薬は「補血剤」といいます。東洋医学の「血」の概念は西洋医学的な「血液」と少し違い、血液という物理的な存在だけでなく、「血液の循環」という意味も含んでいます。そのため補血剤には、血を補う生薬だけではなく、血を巡らせる働きを持つ生薬も配合されることが多いです。補血と活血の働きを合わせて初めて、血は体に有益な栄養を運んでいけるということです。

補血剤	芎帰膠艾湯、七物降下湯、四物湯、炙甘草湯、十全大補湯、参茸補血丸、散痛楽楽丸、疎経活血湯、大防風湯、当帰飲子、当帰建中湯、当帰芍薬散、当帰芍薬散加附子、当帰湯、人参養栄湯、婦宝当帰膠

●血虚改善の養生法

疲労や立ちくらみを訴える栄養不足タイプ	ナツメ、クコの実、落花生、ニンジン、ホウレンソウ、黒ゴマ、黒砂糖、レバー、鶏肉など
乾燥を訴えるタイプ	イチゴ、バナナ、モモ、キウイ、海藻類、豆腐、ハチミツ、卵、手羽先、豚足など
情緒不安定、落ち込みやすいタイプ	小豆、百合根、小麦、栗、リュウガン、ハスの実など

食事のバランス（量、栄養、時間帯などすべて）を考え、飲み物や食べ物はできるだけ温かいものを摂るようにしましょう。生活養生としては、激しい運動は避けて、ウォーキングなど適度な有酸素運動と、ストレッチなどの筋肉系の運動を合わせる。朝食抜きや絶食といった無理なダイエット、夜更かしなどの不規則な生活リズムを見直すことも必要です。

瘀血（おけつ）

　「瘀血」は、血の巡りが悪くなっている病態のことです。他の病態と違って、瘀血は先天的な原因でなることがほとんどありません。先天的に気虚、気滞、血虚などの病態があるところに、生活習慣の影響を受けて後天的に生じるものです。

　例えば、気虚や気滞などが起こると、気の推動（循環促進）作用が十分に発揮されなくなり、血が滞ってしまいます。血虚となって血の不足が起こり、次第に瘀血の病態が形成されていくのです。他に、冷えや生活習慣の乱れ（暴飲暴食や不眠など）や外傷（打ち身、ねんざ、手術など）も、瘀血の原因に挙げられます。

　瘀血の症状としては、肩こり、頭痛、冷えのぼせ、皮下出血やあざ（内出血）、肌のくすみ、月経痛や月経不順、不正性器出血、腫瘍などがあります。

　瘀血を改善する漢方薬は、「活血化瘀剤」あるいは「駆瘀血剤」と呼ばれます。瘀血を治療する成分と合わせて、瘀血の原因になる気の巡りを改善する成分などで構成されることが多いです。

活血化瘀剤 ／駆瘀血剤	温経湯、冠元顆粒、芎帰調血飲第一加減、桂枝茯苓丸、桂枝茯苓丸加薏苡仁、 血府逐瘀丸、清営顆粒、大黄牡丹皮湯、治打撲一方、通導散、桃核承気湯

●瘀血改善の養生法

　いわゆる「血液をサラサラにする食材」として知られる、イワシ、アジ、サバ、カツオなどの青魚に含まれるDHA（ドコサヘキサエン酸）やEPA（エイコサペンタエン酸）などを積極的に摂るのがおすすめです。ホウレンソウ、トマト、ネギ、タマネギ、青ジソなどの野菜にも、血小板の凝集を抑制して血液をサラサラに保つ働きがあります。さらに、海草類、キノコ類、大豆製品も効果的。これらがバランスよく食卓に並ぶようにするのが理想的でしょう。

　また、生活養生としては、血液の停滞を防ぐために適度な運動や十分な睡眠、冷え防止、リラックス（イライラ、ストレスを溜めない）を心がけましょう。瘀血は「後天的な病態」だからこそ、生活習慣の見直しで改善できるという意識を持つことが大切です。

水滞（すいたい）

　「水滞」（水毒、痰飲）は、津液（体液）の流れが停滞している病態のことです。人間の体の6～7割は水分といわれます。それが停滞するわけですから、様々な不調があらわれます。また、水滞が長期化すると「痰飲」というさらに体に害を及ぼす状態になります。

　水滞の主症状は、むくみ、体の重だるさ、頭痛、頭重、下痢や軟便（ベタベタした泥状便が多い）、吐き気、嘔吐、食欲不振、めまい、動悸、鼻水、痰の多い咳、湿性の湿疹、関節の痛みや動かしにくさ、など多岐にわたります。

　水滞が起こる主な原因としては、過剰な水分摂取、胃腸虚弱（機能低下）、湿気の強い生活環境などがあります。また、津液は気の力で動かされるため、気滞や気虚といった病変をきっかけに水滞に至るケースも少なくありません。水滞の症状は、湿度が高まる雨の日や梅雨の時期、湿度の高い季節に悪化しやすい傾向がありますが、そもそも日本は湿度の高い国。余剰な水分の害である「湿邪」による悪影響を受けやすく、水滞の病態が起こりやすい環境といえるでしょう。

　水滞を改善する漢方薬は「利水剤」と呼ばれます。

利水剤	胃苓湯、茵蔯五苓散、越婢加朮湯、藿香正気散、加味平胃散、五苓散、柴苓湯、勝湿顆粒、小半夏加茯苓湯、四苓湯、真武湯、沢瀉湯、竹茹温胆湯、猪苓湯、猪苓湯合四物湯、二朮湯、二陳湯、半夏白朮天麻湯、平胃散、防已黄耆湯、木防已湯、苓甘姜味辛夏仁湯、苓姜朮甘湯、苓桂朮甘湯

●水滞改善の養生法

　水滞を除去する食材としては、小豆、大豆、枝豆、黒豆、空豆などの豆類や、利尿作用のあるハトムギ、トウモロコシ、ナス、トウガン、シソ、ショウガ、緑豆モヤシなどがおすすめです。砂糖を大量に含む食べ物やフルーツも体に湿邪を溜め込む原因になるので、食べすぎには注意しましょう。

　生活養生としては、ヨガやウォーキングなどの無理のない運動で発汗を促し、余分な水分を出すことです。冷えも悪化の要因になるので、できればシャワーだけではなく湯船につかって体を芯から温めることも大切。また、湿気が多く暗くジメジメした生活環境は水滞を悪化させるので、太陽の光を浴びたり、除湿器などで余剰な水分の停滞を避けるようにしましょう。

陰虚（いんきょ）

「陰虚」は、津液が不足した状態を指します。津液不足は、主に熱中症、下痢や嘔吐による脱水症状、出血、炎症や発熱を伴う慢性病・継続的な精神的興奮、加齢などで起こります。そして、津液不足が慢性化すると、陰虚という病態になるのです。

陰虚の主な症状としては、喉や口の渇き、乾燥肌、尿量の減少（濃い尿）、便秘、ほてり、のぼせなどがあります。津液は体に潤いを与え、渇きにより生じる熱をクールダウンさせる働きがあるため、不足すると熱性が過剰となって渇きやほてり感などの症状が出やすくなります。ちなみに、津液不足による消耗が起こす熱性の症状を「虚熱（きょねつ）」と呼びます。

津液不足（陰虚）を改善する漢方薬は「滋陰剤」といいます。

| 滋陰剤 | 滋陰降火湯（じいんこうかとう）、滋陰至宝湯（じいんしとうとう）、炙甘草湯（しゃかんぞうとう）、生脈散（しょうみゃくさん）、清肺湯（せいはいとう）、天王補心丹（丸）（てんのうほしんたん（がん））、麦味参顆粒（ばくみさんかりゅう）、麦門冬湯（ばくもんどうとう） |

●陰虚改善の養生法

大前提として、大量の水分を摂取したり、冷たいものを食べたからといって、うまい具合に津液は増えません。中国では「甘酸化陰（かんさんかいん）」といって、甘いものと酸っぱいものを合わせて摂ると、体液すなわち「陰液」を補うことができるとされています。トマト、レモン、ナシ、メロンなど、自然の甘味と酸味が備わった食材や、酢の物なども効果的でしょう。

また、「陰」を補う食材や、余分な熱を鎮める性質のある食材は「平性」あるいは「涼性」のものが基本となります。反対に刺激の強いもの、辛いもの（性質でいえば熱性のもの）は避けましょう。多く摂りすぎると陰を消耗してしまうので注意してください。

摂りたいもの（平性・涼性の食材）	レンコン、百合根、ナシ、豆腐、キュウリ、トマト、白キクラゲ、ハマグリ、豚肉、鶏肉、ナマコ、アワビ、ハチミツ、緑茶など
避けるもの（熱性の食材）	唐辛子をはじめとする香辛料、ネギ、辛味大根、ニンニクなど

生活養生としては、夜更かしを避けてしっかりと寝ること（陰は夜に作られるとされています）。性交渉も陰を消耗するので、過剰にならないように気をつけましょう。体内に余剰な熱を作らないように、ストレスや精神疲労をできるだけ減らし、激しい運動やサウナなど大量の発汗をともなう行為もできるだけひかえたほうがよいでしょう。

腎虚（じんきょ）

「腎虚」は、腎の働きが低下した状態、あるいは腎に蓄えられている精（腎精）が不足した状態のことをいいます（厳密には、精が不足した状態自体を「腎精不足」と呼びます）。加齢や過度な性交渉などが腎虚の主な原因とされますが、乳幼児期における五遅（起立の遅れ、歩行の遅れ、言葉の遅れ、発毛の遅れ、歯の生え揃いの遅れ）、夜尿症や発育不全も腎虚に含まれます。

成人以降の腎虚の症状としては、疲労感、重だるさ（特に腰）、尿トラブル（頻尿、夜間尿）、記憶力の低下、視覚・聴覚の低下、精力の減退、脱毛、閉経や不妊症などがあります。

腎虚を改善する漢方薬は「補腎剤」と呼ばれます。

補腎剤	杞菊地黄丸、牛車腎気丸、耳鳴丸、瀉火補腎丸、参馬補腎丸、知柏地黄丸、独活寄生丸、独歩顆粒、八味地黄丸、八仙丸、味麦地黄丸、六味丸

●腎虚改善の養生法

腎を強くする食材は、「黒いもの」「粘り気のあるもの」を選びます。例えば、クルミ、黒ゴマ、黒豆、黒キクラゲ、ヒジキ、山芋、ナマコ、ナメコ、オクラ、空豆、木の実、古代米などです。また、早食いを抑えて、よく噛んで食べるのも腎虚予防のコツといえます。

生活養生としては、腎は寒さに弱いので冷えを避けることです。また、過度な性交渉や極端な偏食、睡眠不足などの影響で、年齢が若くても腎の弱い人が増えています。

寒証（かんしょう）

「寒証」は体質が寒性に傾くもので、厳密には「実寒証」と「虚寒証」に分けられます。

実寒証は寒邪が体に停滞したものですが、体内で起こるもの（裏証）と体表で起こるもの（表証）があります。体内の場合は、例えば冷たい飲食物の摂りすぎなどで腹痛や下痢を訴えるものが多く、寒邪が胃に停滞している状態といえます。また、寒い日などに寒邪が体表に停滞すると、悪寒や震え、頭痛、サラサラした鼻水などの症状が見られます。

寒邪が原因の場合、表証（体表に寒邪が停滞したもの）は急性、裏証（陽気不足による冷えや寒邪が体の内部に停滞したもの）は慢性の症状が多いと理解しておきましょう。

一方、虚寒証は、体内の陽気が消耗した病態で、「陽虚」と呼ばれることもあります。手足の冷え、寒がり、尿や汗、鼻水がサラサラした透明な状態になるというのが症状の特徴です。

寒証の基本治療は「補陽散寒」すなわち「温めること」なので、体を温める「祛寒剤(きょかん)」と呼ばれる漢方薬が使われます。

祛寒剤	安中散(あんちゅうさん)、桂枝加朮附湯(けいしかじゅつぶとう)、桂枝加苓朮附湯(けいしかりょうじゅつぶとう)、五積散(ごしゃくさん)、呉茱萸湯(ごしゅゆとう)、真武湯(しんぶとう)、蘇子降気湯(そしこうきとう)、大建中湯(だいけんちゅうとう)、当帰四逆加呉茱萸生姜湯(とうきしぎゃくかごしゅゆしょうきょうとう)、附子理中湯(ぶしりちゅうとう)
	※どの漢方薬を「実寒証(体内・体表)」「虚寒証」に用いるかは個別のケースによる。

●寒証改善の養生法

　積極的に摂りたいのは以下の食材です。

外寒 (寒邪の体表部への侵入)	ミツバ、ダイコン、ショウガ、ネギ、ハクサイ、クズ、ヨモギなど、内臓を温め、寒邪を除去する食材
内寒 (体内の陽気不足や寒邪の侵入)	シナモン、ショウガ、ネギ、黒砂糖、鶏肉、黒ゴマ、ラッキョウなど、体を温め陽気を補う食材

　生活養生としては、外寒、内寒ともに体を温めて冷やさないこと。特に、内寒は内臓が冷える(冷たいものの過剰摂取)のを避けることが必要です。

熱証（ねっしょう）

　「熱証」は、体質が熱性に傾く病態のことで、顔面が赤い、口渇、冷たいものを欲する、尿や鼻水などが色を持って濃くなる、大小便や体液が臭う、便秘などの症状が起きます。また、熱証は厳密には「実熱証」と「虚熱証」に分かれます。

実熱症	• 熱邪が体内に停滞した状態で、暑い日などに体表部に熱邪が停滞すると発熱、頭痛、喉の痛み、黄色い鼻水などがあらわれる。 • 辛いものの食べすぎで体内部に熱邪の停滞が起こると、胸焼け、便秘、胃もたれ、肛門部の灼熱感などがあらわれる。 ※本書で「熱証」に分類するのは主に実熱証に関するもの。
虚熱証	• 体内の津液が減少したことで、陽気が増大して熱感が出るもの。 ※「陰虚」(P24)を参照。

実熱証を改善させる漢方薬は「清熱剤」で、「熱を清する力」と「熱を冷ます力」を持っています。

清熱剤	茵蔯蒿湯、温清飲、黄芩湯、黄連解毒湯、黄連湯、乙字湯、甘草湯、桔梗石膏、桔梗湯、荊芥連翹湯、五虎湯、五淋散、柴胡清肝湯、三黄瀉心湯、三物黄芩湯、消風散、十味敗毒湯、辛夷清肺湯、清上防風湯、治頭瘡一方、排膿散及湯、半夏瀉心湯、鼻淵丸、白虎加人参湯、竜胆瀉肝湯（一貫堂／薛氏医案） ※上記は「実熱証」に使用されるもの。「虚熱証」に使用する漢方薬は「陰虚」を参照。

●熱証改善の養生法

　食養生としては、体の熱を鎮める作用のある寒性・涼性の食べ物（キュウリ、トマト、ゴボウ、セロリ、ダイコン、トウガン、ハクサイ、ゴーヤ、アサリ、牡蠣、ハマグリ、カニ、スイカ、ナシ、昆布柿、烏龍茶、緑茶など）を、体を冷ましすぎない程度に摂るとよいでしょう。辛い食べ物や刺激物の摂取は、熱証を増悪させるので避けます。

　生活養生としては、熱いお風呂や激しい運動はひかえ、ぬるま湯にサッと浸かったり、軽く汗をかく程度の運動を心がけましょう。体の熱を冷ますには、体の内部に熱がこもらないように適度に発散させることも大切です。

　ここまでは病態とその養生法を紹介しましたが、最後に薬剤の働きについて2つまとめておきたいと思います。

解表 （げひょう）

　「解表」は、体表血管を拡張させて発汗を促し、表症（体表にあらわれる症状）を取り除く働きのことです。表症は風寒表証（表寒）と風熱表証（表熱）に大別できます。

風寒表証の症状	発熱（軽い）・悪寒（強い）・頭痛・関節痛・鼻水など
風熱表証の症状	発熱（強い）・悪寒（軽い）・頭痛・咽頭痛や咽喉の発赤腫脹・口渇など

　解表剤も、表寒を改善させる「辛温解表剤」と、表熱を改善させる「辛涼解表剤」の2種類に分けられます。

辛温解表剤	葛根湯、葛根湯加桔梗石膏、葛根湯加川芎辛夷、桂枝加黄耆湯、桂枝加葛根湯、桂枝加厚朴杏仁湯、桂枝湯、桂枝人参湯、桂麻各半湯、香蘇散、小青竜湯、升麻葛根湯、川芎茶調散、頂調顆粒、麻黄湯、麻黄附子細辛湯、麻杏甘石湯、立効散
辛涼解表剤	銀翹散

●表証改善の養生法

生活養生としては、表寒・表熱のいずれの改善にも適度の発汗が必要で、解表剤の服用量や回数を調整しながら体を温め発汗を促します。ただし、発汗過多で体力を消耗しないように気をつけること。特に暑熱の時期は発汗過多になりやすいため、辛温解表剤の服用には注意が必要です。小児や高齢者、虚弱者なども発汗過多には気をつけ、妊婦の使用は基本的に避けます。

また、体力の低下で抵抗力が落ちると外邪の侵入を許しやすくなるので、十分な体力を養うように普段から規則正しい生活を心がけることも大事です。心身の疲労やストレス、月経時や出産後なども特に注意が必要です。

瀉下 （しゃげ）

「瀉下」は、糞便を排出させることで病邪を駆除し、炎症や体内毒物、出血、便秘などを改善させる作用であり、漢方薬は「瀉下剤」と呼ばれます。

瀉下剤	桂枝加芍薬大黄湯、潤腸湯、大黄甘草湯、大黄牡丹皮湯、大承気湯、調胃承気湯、防風通聖散、麻子仁丸

瀉下剤を用いるときの注意点としては、妊婦には禁忌、あるいは慎重に投与します。また、胃腸虚弱者は胃腸障害を起こしやすいので少量から用いるようにします。長期間の服用で消耗が起きることもあるので、経過を観察しながら服用するようにしましょう。

複数の漢方薬、西洋薬やサプリメントとの飲み合わせ

漢方薬の併用

2種類以上の漢方薬の併用を検討する場合は、以下について考慮する。

• 「寒熱」や「虚実」の性質が相反するものを服用しない

相反する処方同士の併用は、効果の減弱や新たな副作用の原因となることもあるので注意。組み合わせる処方数が増えればその危険性も高くなるため、むやみに服用する処方を増やすのは控えるべき。もちろん、温清飲のように相反する性質の漢方薬を合わせた処方（温剤の四物湯＋清熱剤の黄連解毒湯）もあるが、きちんと東洋医学的な裏付けがあってのもの。

• 甘草や附子などの過量服用による危険度が高いものの重複を避ける

特に甘草は多くの処方に含まれており、過量服用による偽アルドステロン症の副作用が懸念される。甘草を多く含む処方をどうしても組み合わせたい場合は、常用量の半量ずつの服用とするなど調整を図るようにする。

西洋薬との併用

• 小柴胡湯とインターフェロンなど、過去に事故が起きて禁忌とされている組み合わせがあるので注意。

• 「活血化瘀剤と血栓溶解剤（ワーファリン、バイアスピリンなど）」、「清熱剤と抗炎症剤」なども各々の効果を増強する可能性がある。服用中に出血傾向の悪化、体の冷えの増悪などが見られたら服用を一旦中止し（西洋薬の必要性が高い場合には漢方薬をまず中止すること）、知識のある医療機関に相談する。

サプリメントとの組み合わせ

• 現在、流通しているサプリメントは多種類の成分を混合して作られたものが多いので、成分量や内容成分自体についても確認が必要。

• 漢方薬とサプリメントを併用したい場合は、そのサプリメントの内容成分を東洋医学的なカテゴリに分類してみる。同カテゴリの漢方薬をすでに服用している場合は、注意しながら経過を見る。

• 併用する漢方薬と相反する性質のものを服用していないかも確認する。

MEMO

2章

症状から選ぶ漢方薬

主症状、主症状とともに出ている副症状、体質などをもとに、適した漢方薬を選ぶ過程を、フローチャート形式でまとめました。すぐに漢方薬を知りたい場合は〈チャート編〉、詳しい解説とともに知りたい場合は〈解説編〉など、どこから読み始めても構いません。

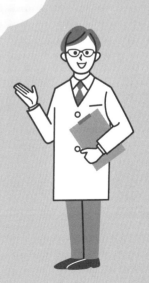

【感冒（かぜ症状）】

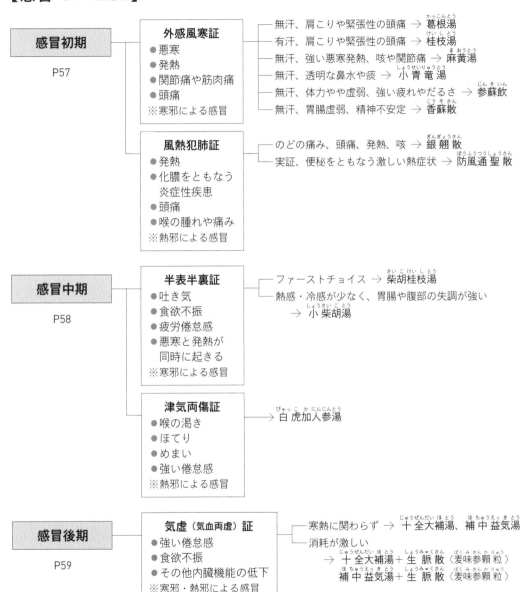

感冒初期
P57

外感風寒証
- 悪寒
- 発熱
- 関節痛や筋肉痛
- 頭痛

※寒邪による感冒

- 無汗、肩こりや緊張性の頭痛 → 葛根湯（かっこんとう）
- 有汗、肩こりや緊張性の頭痛 → 桂枝湯（けいしとう）
- 無汗、強い悪寒発熱、咳や関節痛 → 麻黄湯（まおうとう）
- 無汗、透明な鼻水や痰 → 小青竜湯（しょうせいりゅうとう）
- 無汗、体力やや虚弱、強い疲れやだるさ → 参蘇飲（じんそいん）
- 無汗、胃腸虚弱、精神不安定 → 香蘇散（こうそさん）

風熱犯肺証
- 発熱
- 化膿をともなう炎症性疾患
- 頭痛
- 喉の腫れや痛み

※熱邪による感冒

- のどの痛み、頭痛、発熱、咳 → 銀翹散（ぎんぎょうさん）
- 実証、便秘をともなう激しい熱症状 → 防風通聖散（ぼうふうつうしょうさん）

感冒中期
P58

半表半裏証
- 吐き気
- 食欲不振
- 疲労倦怠感
- 悪寒と発熱が同時に起きる

※寒邪による感冒

- ファーストチョイス → 柴胡桂枝湯（さいこけいしとう）
- 熱感・冷感が少なく、胃腸や腹部の失調が強い
  → 小柴胡湯（しょうさいことう）

津気両傷証
- 喉の渇き
- ほてり
- めまい
- 強い倦怠感

※熱邪による感冒

→ 白虎加人参湯（びゃっこかにんじんとう）

感冒後期
P59

気虚（気血両虚）証
- 強い倦怠感
- 食欲不振
- その他内臓機能の低下

※寒邪・熱邪による感冒

- 寒熱に関わらず → 十全大補湯（じゅうぜんだいほとう）、補中益気湯（ほちゅうえっきとう）
- 消耗が激しい
  → 十全大補湯（じゅうぜんだいほとう）＋生脈散（しょうみゃくさん）（麦味参顆粒（ばくみさんかりゅう））
  補中益気湯（ほちゅうえっきとう）＋生脈散（しょうみゃくさん）（麦味参顆粒（ばくみさんかりゅう））

【メンタル疾患】

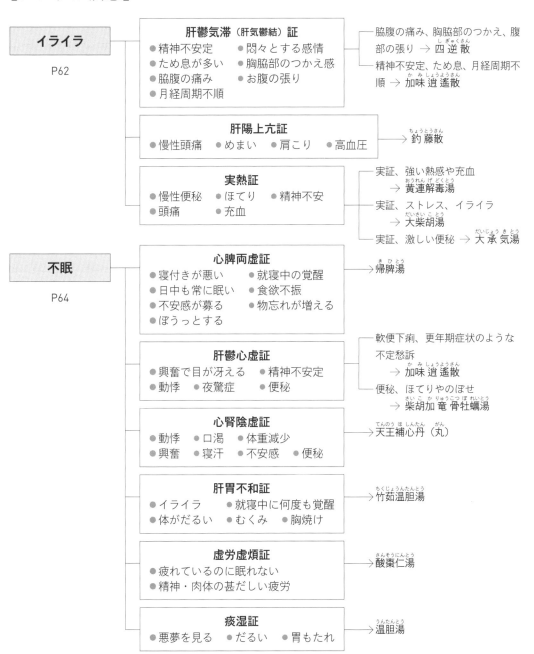

イライラ
P62

肝鬱気滞（肝気鬱結）証
- 精神不安定
- 悶々とする感情
- ため息が多い
- 胸脇部のつかえ感
- 脇腹の痛み
- お腹の張り
- 月経周期不順

— 脇腹の痛み、胸脇部のつかえ、腹部の張り → 四逆散（しぎゃくさん）
— 精神不安定、ため息、月経周期不順 → 加味逍遙散（かみしょうようさん）

肝陽上亢証
- 慢性頭痛
- めまい
- 肩こり
- 高血圧

→ 釣藤散（ちょうとうさん）

実熱証
- 慢性便秘
- ほてり
- 精神不安
- 頭痛
- 充血

— 実証、強い熱感や充血 → 黄連解毒湯（おうれんげどくとう）
— 実証、ストレス、イライラ → 大柴胡湯（だいさいことう）
— 実証、激しい便秘 → 大承気湯（だいじょうきとう）

不眠
P64

心脾両虚証
- 寝付きが悪い
- 就寝中の覚醒
- 日中も常に眠い
- 食欲不振
- 不安感が募る
- 物忘れが増える
- ぼうっとする

→ 帰脾湯（きひとう）

肝鬱心虚証
- 興奮で目が冴える
- 精神不安定
- 動悸
- 夜驚症
- 便秘

— 軟便下痢、更年期症状のような不定愁訴 → 加味逍遙散（かみしょうようさん）
— 便秘、ほてりやのぼせ → 柴胡加竜骨牡蠣湯（さいこかりゅうこつぼれいとう）

心腎陰虚証
- 動悸
- 口渇
- 体重減少
- 興奮
- 寝汗
- 不安感
- 便秘

→ 天王補心丹（丸）（てんのうほしんたん がん）

肝胃不和証
- イライラ
- 就寝中に何度も覚醒
- 体がだるい
- むくみ
- 胸焼け

→ 竹茹温胆湯（ちくじょうんたんとう）

虚労虚煩証
- 疲れているのに眠れない
- 精神・肉体の甚だしい疲労

→ 酸棗仁湯（さんそうにんとう）

痰湿証
- 悪夢を見る
- だるい
- 胃もたれ

→ 温胆湯（うんたんとう）

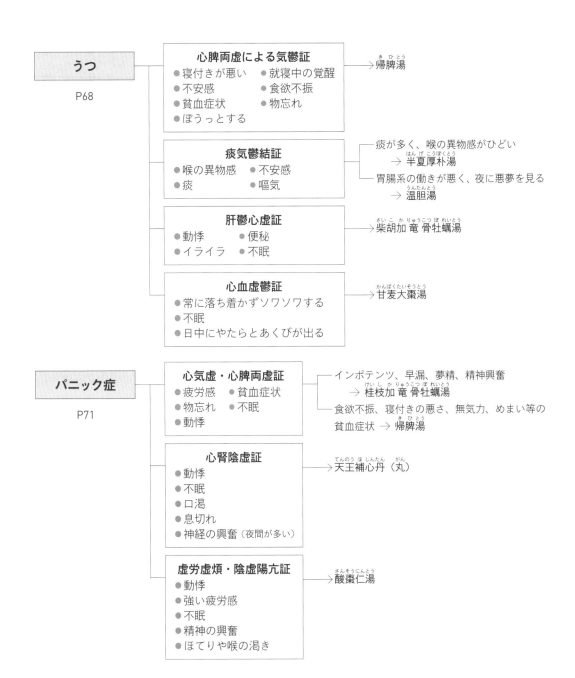

うつ
P68

心脾両虚による気鬱証
● 寝付きが悪い　● 就寝中の覚醒
● 不安感　　　　● 食欲不振
● 貧血症状　　　● 物忘れ
● ぼうっとする

→ 帰脾湯（きひとう）

痰気鬱結証
● 喉の異物感　● 不安感
● 痰　　　　　● 嘔気

痰が多く、喉の異物感がひどい
　→ 半夏厚朴湯（はんげこうぼくとう）
胃腸系の働きが悪く、夜に悪夢を見る
　→ 温胆湯（うんたんとう）

肝鬱心虚証
● 動悸　　　　● 便秘
● イライラ　　● 不眠

→ 柴胡加竜骨牡蛎湯（さいこかりゅうこつぼれいとう）

心血虚鬱証
● 常に落ち着かずソワソワする
● 不眠
● 日中にやたらとあくびが出る

→ 甘麦大棗湯（かんばくたいそうとう）

パニック症
P71

心気虚・心脾両虚証
● 疲労感　　● 貧血症状
● 物忘れ　　● 不眠
● 動悸

インポテンツ、早漏、夢精、精神興奮
　→ 桂枝加竜骨牡蛎湯（けいしかりゅうこつぼれいとう）
食欲不振、寝付きの悪さ、無気力、めまい等の
貧血症状　→ 帰脾湯（きひとう）

心腎陰虚証
● 動悸
● 不眠
● 口渇
● 息切れ
● 神経の興奮（夜間が多い）

→ 天王補心丹（丸）（てんのうほしんたん　がん）

虚労虚煩・陰虚陽亢証
● 動悸
● 強い疲労感
● 不眠
● 精神の興奮
● ほてりや喉の渇き

→ 酸棗仁湯（さんそうにんとう）

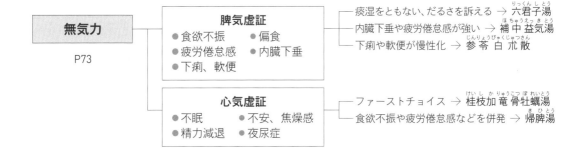

無気力

P73

脾気虚証
- 食欲不振
- 偏食
- 疲労倦怠感
- 内臓下垂
- 下痢、軟便

─ 痰湿をともない、だるさを訴える → 六君子湯（りっくんしとう）
─ 内臓下垂や疲労倦怠感が強い → 補中益気湯（ほちゅうえっきとう）
─ 下痢や軟便が慢性化 → 参苓白朮散（じんりょうびゃくじゅつさん）

心気虚証
- 不眠
- 不安、焦燥感
- 精力減退
- 夜尿症

─ ファーストチョイス → 桂枝加竜骨牡蠣湯（けいしかりゅうこつぼれいとう）
─ 食欲不振や疲労倦怠感などを併発 → 帰脾湯（きひとう）

【肥満・痩身】

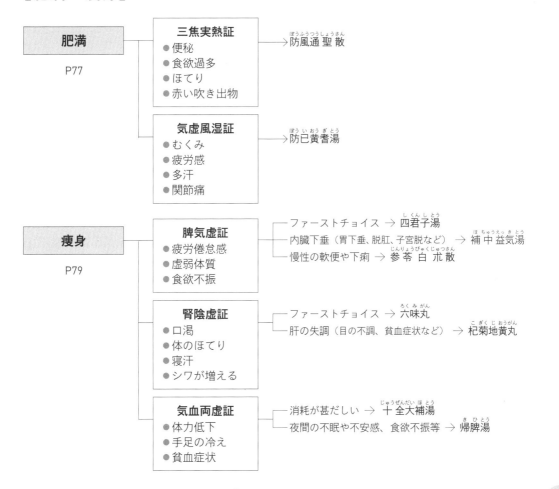

肥満

P77

三焦実熱証
- 便秘
- 食欲過多
- ほてり
- 赤い吹き出物

→ 防風通聖散（ぼうふうつうしょうさん）

気虚風湿証
- むくみ
- 疲労感
- 多汗
- 関節痛

→ 防已黄耆湯（ぼういおうぎとう）

痩身

P79

脾気虚証
- 疲労倦怠感
- 虚弱体質
- 食欲不振

─ ファーストチョイス → 四君子湯（しくんしとう）
─ 内臓下垂（胃下垂、脱肛、子宮脱など） → 補中益気湯（ほちゅうえっきとう）
─ 慢性の軟便や下痢 → 参苓白朮散（じんりょうびゃくじゅつさん）

腎陰虚証
- 口渇
- 体のほてり
- 寝汗
- シワが増える

─ ファーストチョイス → 六味丸（ろくみがん）
─ 肝の失調（目の不調、貧血症状など） → 杞菊地黄丸（こぎくじおうがん）

気血両虚証
- 体力低下
- 手足の冷え
- 貧血症状

─ 消耗が甚だしい → 十全大補湯（じゅうぜんだいほとう）
─ 夜間の不眠や不安感、食欲不振等 → 帰脾湯（きひとう）

【呼吸器疾患】

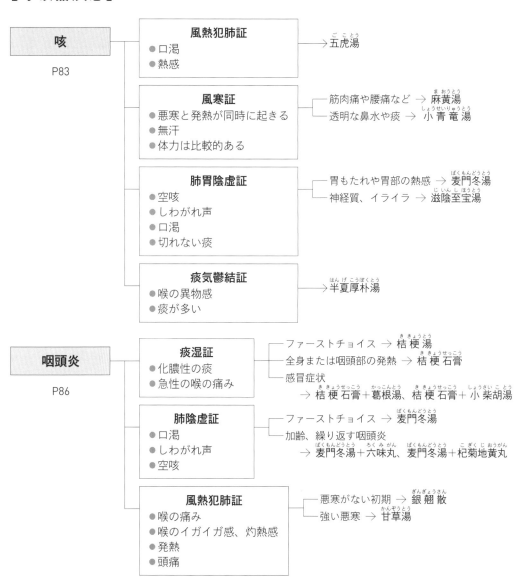

咳 P83

風熱犯肺証
- 口渇
- 熱感

→ 五虎湯（ごことう）

風寒証
- 悪寒と発熱が同時に起きる
- 無汗
- 体力は比較的ある

── 筋肉痛や腰痛など → 麻黄湯（まおうとう）
── 透明な鼻水や痰 → 小青竜湯（しょうせいりゅうとう）

肺胃陰虚証
- 空咳
- しわがれ声
- 口渇
- 切れない痰

── 胃もたれや胃部の熱感 → 麦門冬湯（ばくもんどうとう）
── 神経質、イライラ → 滋陰至宝湯（じいんしほうとう）

痰気鬱結証
- 喉の異物感
- 痰が多い

→ 半夏厚朴湯（はんげこうぼくとう）

咽頭炎 P86

痰湿証
- 化膿性の痰
- 急性の喉の痛み

── ファーストチョイス → 桔梗湯（ききょうとう）
── 全身または咽頭部の発熱 → 桔梗石膏（ききょうせっこう）
── 感冒症状
　→ 桔梗石膏＋葛根湯、桔梗石膏＋小柴胡湯（ききょうせっこう かっこんとう、ききょうせっこう しょうさいことう）

肺陰虚証
- 口渇
- しわがれ声
- 空咳

── ファーストチョイス → 麦門冬湯（ばくもんどうとう）
── 加齢、繰り返す咽頭炎
　→ 麦門冬湯＋六味丸、麦門冬湯＋杞菊地黄丸（ばくもんどうとう ろくみがん、ばくもんどうとう こぎくじおうがん）

風熱犯肺証
- 喉の痛み
- 喉のイガイガ感、灼熱感
- 発熱
- 頭痛

── 悪寒がない初期 → 銀翹散（ぎんぎょうさん）
── 強い悪寒 → 甘草湯（かんぞうとう）

呼吸困難	肺腎陰虚証	ファーストチョイス

呼吸困難

P88

肺腎陰虚証
- ほてり
- むくみ
- 尿トラブル
- 肌の乾燥

ファーストチョイス
→ 味麦地黄丸（八仙丸）

味麦地黄丸が入手できない
→ 生脈散（麦味参顆粒）＋六味丸

気鬱証
- 気持ちの落ち込み
- 安静時の呼吸困難
- イライラ
- 胃腸障害（食欲不振）
- 頭痛

体力の落ち込み、胃腸虚弱 → 香蘇散
喉の異物感 → 半夏厚朴湯

瘀血証による心臓機能障害
- 胸痛
- 高血圧
- 高コレステロール血症

→冠元顆粒 ＋ 生脈散（麦味参顆粒）

【婦人病】

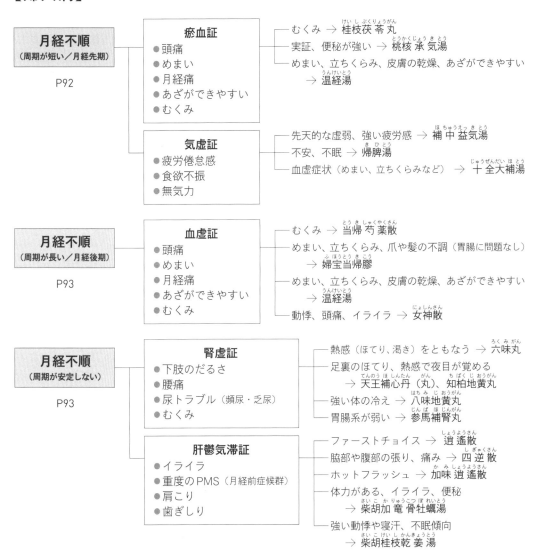

月経不順
(周期が短い／月経先期)

P92

瘀血証
- 頭痛
- めまい
- 月経痛
- あざができやすい
- むくみ

- むくみ → 桂枝茯苓丸
- 実証、便秘が強い → 桃核承気湯
- めまい、立ちくらみ、皮膚の乾燥、あざができやすい
  → 温経湯

気虚証
- 疲労倦怠感
- 食欲不振
- 無気力

- 先天的な虚弱、強い疲労感 → 補中益気湯
- 不安、不眠 → 帰脾湯
- 血虚症状(めまい、立ちくらみなど) → 十全大補湯

月経不順
(周期が長い／月経後期)

P93

血虚証
- 頭痛
- めまい
- 月経痛
- あざができやすい
- むくみ

- むくみ → 当帰芍薬散
- めまい、立ちくらみ、爪や髪の不調(胃腸に問題なし)
  → 婦宝当帰膠
- めまい、立ちくらみ、皮膚の乾燥、あざができやすい
  → 温経湯
- 動悸、頭痛、イライラ → 女神散

月経不順
(周期が安定しない)

P93

腎虚証
- 下肢のだるさ
- 腰痛
- 尿トラブル(頻尿・乏尿)
- むくみ

- 熱感(ほてり、渇き)をともなう → 六味丸
- 足裏のほてり、熱感で夜目が覚める
  → 天王補心丹(丸)、知柏地黄丸
- 強い体の冷え → 八味地黄丸
- 胃腸系が弱い → 参馬補腎丸

肝鬱気滞証
- イライラ
- 重度のPMS(月経前症候群)
- 肩こり
- 歯ぎしり

- ファーストチョイス → 逍遙散
- 脇部や腹部の張り、痛み → 四逆散
- ホットフラッシュ → 加味逍遙散
- 体力がある、イライラ、便秘
  → 柴胡加竜骨牡蠣湯
- 強い動悸や寝汗、不眠傾向
  → 柴胡桂枝乾姜湯

月経痛

P95

血虚証
- 貧血症状
- むくみ
- 耳鳴り
- 冷え症

— ファーストチョイス → 四物湯（しもつとう）
— 水分代謝の失調 → 当帰芍薬散（とうきしゃくやくさん）
— 月経痛、経血にペースト状の塊
　　→ 芎帰調血飲第一加減（きゅうきちょうけついんだいいちかげん）

瘀血証
- のぼせ
- むくみ
- 月経不順
- あざができやすい
- 便秘、イライラ

— むくみ → 桂枝茯苓丸（けいしぶくりょうがん）
— イライラ、精神不安定 → 血府逐瘀丸（けっぷちくおがん）
— 慢性便秘 → 桃核承気湯（とうかくじょうきとう）

子宮筋腫・子宮内膜症

P97

肝鬱気滞（肝気鬱結）証
- イライラ
- 気持ちの落ち込み
- 月経周期が不安定
- 胸部や脇部の張り、痛み
- ガスやゲップの増加

— ファーストチョイス → 逍遙散（しょうようさん）
— ホットフラッシュ → 加味逍遙散（かみしょうようさん）
— 脇部の張り、腹痛 → 四逆散（しぎゃくさん）

瘀血証
- 月経痛がひどい
- 経血にレバー状の塊
- 腰痛
- 痛みを感じたときに
　下腹部を触ると不快感

— むくみ → 桂枝茯苓丸（けいしぶくりょうがん）
— ほてり、喉の渇き、皮膚の乾燥 → 温経湯（うんけいとう）
— 疲れやすい、めまい、立ちくらみ
　　→ 芎帰調血飲第一加減（きゅうきちょうけついんだいいちかげん）

水滞・痰湿証
- 体がだるい
- むくみ
- 経血に粘りがある
- 白いおりものが多い
- 痰が多い
- 頭重やめまい
- 嘔気

— 喉の渇き、小便不利 → 五苓散（ごれいさん）
— 食欲不振、強い嘔気 → 平胃散（へいいさん）
— 腎虚（全身のむくみ、腰痛、下半身のだるさ、尿トラブル、冷え）→ 牛車腎気丸（ごしゃじんきがん）

【アレルギー疾患】

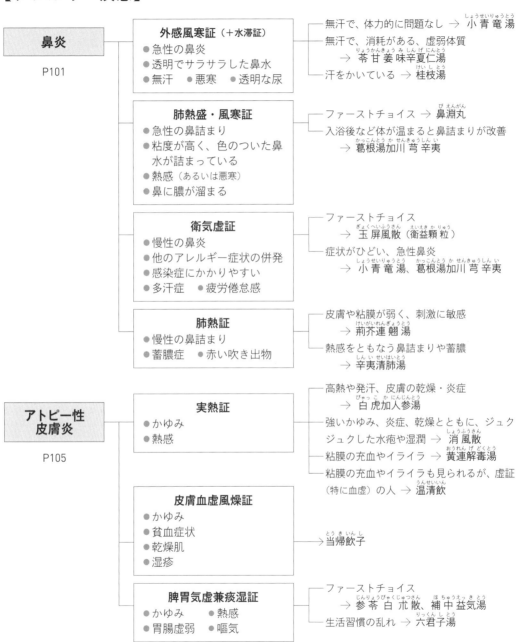

鼻炎 P101

外感風寒証（＋水滞証）
- 急性の鼻炎
- 透明でサラサラした鼻水
- 無汗　● 悪寒　● 透明な尿

— 無汗で、体力的に問題なし → 小青竜湯
— 無汗で、消耗がある、虚弱体質
　　→ 苓甘姜味辛夏仁湯
— 汗をかいている → 桂枝湯

肺熱盛・風寒証
- 急性の鼻詰まり
- 粘度が高く、色のついた鼻水が詰まっている
- 熱感（あるいは悪寒）
- 鼻に膿が溜まる

— ファーストチョイス → 鼻淵丸
— 入浴後など体が温まると鼻詰まりが改善
　　→ 葛根湯加川芎辛夷

衛気虚証
- 慢性の鼻炎
- 他のアレルギー症状の併発
- 感染症にかかりやすい
- 多汗症　● 疲労倦怠感

— ファーストチョイス
　　→ 玉屏風散（衛益顆粒）
— 症状がひどい、急性鼻炎
　　→ 小青竜湯、葛根湯加川芎辛夷

肺熱証
- 慢性の鼻詰まり
- 蓄膿症　● 赤い吹き出物

— 皮膚や粘膜が弱く、刺激に敏感
　　→ 荊芥連翹湯
— 熱感をともなう鼻詰まりや蓄膿
　　→ 辛夷清肺湯

アトピー性皮膚炎 P105

実熱証
- かゆみ
- 熱感

— 高熱や発汗、皮膚の乾燥・炎症
　　→ 白虎加人参湯
— 強いかゆみ、炎症、乾燥とともに、ジュクジュクした水疱や湿潤 → 消風散
— 粘膜の充血やイライラ → 黄連解毒湯
— 粘膜の充血やイライラも見られるが、虚証（特に血虚）の人 → 温清飲

皮膚血虚風燥証
- かゆみ
- 貧血症状
- 乾燥肌
- 湿疹

→ 当帰飲子

脾胃気虚兼痰湿証
- かゆみ　● 熱感
- 胃腸虚弱　● 嘔気

— ファーストチョイス
　　→ 参苓白朮散、補中益気湯
— 生活習慣の乱れ → 六君子湯

【虚弱体質】

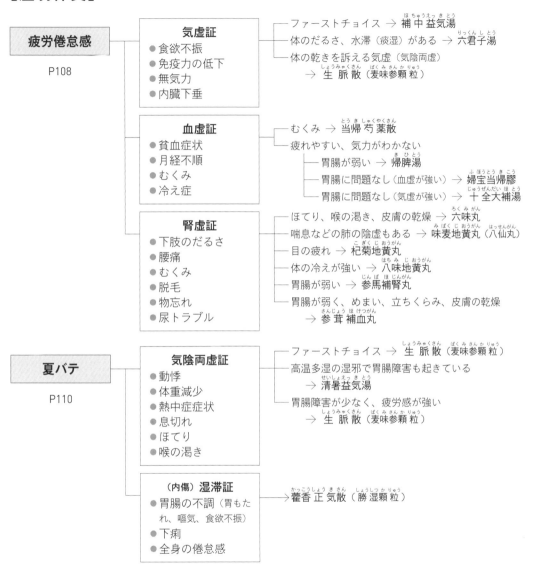

疲労倦怠感
P108

気虚証
- 食欲不振
- 免疫力の低下
- 無気力
- 内臓下垂

— ファーストチョイス → 補中益気湯
— 体のだるさ、水滞（痰湿）がある → 六君子湯
— 体の乾きを訴える気虚（気陰両虚）
　　　　→ 生脈散（麦味参顆粒）

血虚証
- 貧血症状
- 月経不順
- むくみ
- 冷え症

— むくみ → 当帰芍薬散
— 疲れやすい、気力がわかない
　　　— 胃腸が弱い → 帰脾湯
　　　— 胃腸に問題なし（血虚が強い）→ 婦宝当帰膠
　　　— 胃腸に問題なし（気虚が強い）→ 十全大補湯

腎虚証
- 下肢のだるさ
- 腰痛
- むくみ
- 脱毛
- 物忘れ
- 尿トラブル

— ほてり、喉の渇き、皮膚の乾燥 → 六味丸
— 喘息などの肺の陰虚もある → 味麦地黄丸（八仙丸）
— 目の疲れ → 杞菊地黄丸
— 体の冷えが強い → 八味地黄丸
— 胃腸が弱い → 参馬補腎丸
— 胃腸が弱く、めまい、立ちくらみ、皮膚の乾燥
　　　→ 参茸補血丸

夏バテ
P110

気陰両虚証
- 動悸
- 体重減少
- 熱中症症状
- 息切れ
- ほてり
- 喉の渇き

— ファーストチョイス → 生脈散（麦味参顆粒）
— 高温多湿の湿邪で胃腸障害も起きている
　　　→ 清暑益気湯
— 胃腸障害が少なく、疲労感が強い
　　　→ 生脈散（麦味参顆粒）

（内傷）湿滞証
- 胃腸の不調（胃もたれ、嘔気、食欲不振）
- 下痢
- 全身の倦怠感

→ 藿香正気散（勝湿顆粒）

成長不全
P112

腎虚証
- 手足のほてり
- 夜尿 ● 口渇
- 虚弱体質

→ 六味丸（ろくみがん）

腎陽虚証＋脾虚証
- 体の冷え
- 胃腸虚弱
- 免疫力が低い

ファーストチョイス → 参馬補腎丸（じんばほじんがん）
参馬補腎丸がない
　→ 六味丸（ろくみがん）＋四君子湯（しくんしとう）、六味丸（ろくみがん）＋補中益気湯（ほちゅうえっきとう）
食欲不振が強く元気がない
　→ 四君子湯（しくんしとう）、補中益気湯（ほちゅうえっきとう）
慢性の下痢が続く小児 → 参苓白朮散（じんりょうびゃくじゅつさん）
慢性腹痛と冷え → 小建中湯（しょうけんちゅうとう）

脱毛
P115

血虚証
- 髪のパサツキ
- 貧血症状
- 白髪が増える
- 疲労倦怠

水滞もあり浮腫をともなう → 当帰芍薬散（とうきしゃくやくさん）
冷えが強く、皮膚が乾燥 → 温経湯（うんけいとう）
体力低下、気力がわかない → 十全大補湯（じゅうぜんだいほとう）

脾虚証からの血虚証
- 食欲不振 ● 疲労倦怠
- 慢性の下痢や便秘
- 不眠 ● 不安感

→ 帰脾湯（きひとう）

腎虚証からの血虚証
- 下肢のだるさ
- むくみ ● 腰痛
- 尿トラブル

ファーストチョイス → 参茸補血丸（さんじょうほけつがん）
皮膚の乾燥、爪や髪の不調、めまい
　→ 婦宝当帰膠（ふほうとうきこう）
病気や出産などによる急性の腎虚、体力消耗
　→ 芎帰調血飲第一加減（きゅうきちょうけついんだいいちかげん）

肝鬱気滞証
- 円形脱毛
- イライラ
- 気持ちの落ち込み

体力があり、イライラ、便秘
　→ 柴胡加竜骨牡蠣湯（さいこかりゅうこつぼれいとう）
神経質、ため息がよく出る、体力に自信がない
　→ 逍遥散（しょうようさん）
のぼせなどを感じる → 加味逍遥散（かみしょうようさん）

【老化現象】

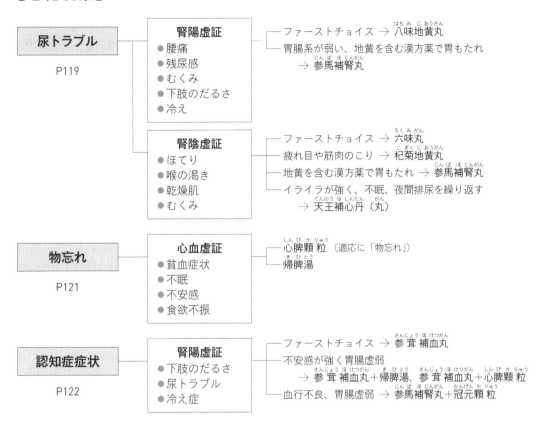

尿トラブル
P119

腎陽虚証
- 腰痛
- 残尿感
- むくみ
- 下肢のだるさ
- 冷え

── ファーストチョイス → 八味地黄丸（はちみ じおうがん）
── 胃腸系が弱い、地黄を含む漢方薬で胃もたれ
　　　→ 参馬補腎丸（じんば ほじんがん）

腎陰虚証
- ほてり
- 喉の渇き
- 乾燥肌
- むくみ

── ファーストチョイス → 六味丸（ろくみ がん）
── 疲れ目や筋肉のこり → 杞菊地黄丸（こぎく じおうがん）
── 地黄を含む漢方薬で胃もたれ → 参馬補腎丸（じんば ほじんがん）
── イライラが強く、不眠、夜間排尿を繰り返す
　　　→ 天王補心丹（丸）（てんのう ほ しんたん がん）

物忘れ
P121

心血虚証
- 貧血症状
- 不眠
- 不安感
- 食欲不振

── 心脾顆粒（しんぴ かりゅう）（適応に「物忘れ」）
── 帰脾湯（きひとう）

認知症症状
P122

腎陽虚証
- 下肢のだるさ
- 尿トラブル
- 冷え症

── ファーストチョイス → 参茸補血丸（さんじょう ほけつがん）
── 不安感が強く胃腸虚弱
　　　→ 参茸補血丸＋帰脾湯、参茸補血丸＋心脾顆粒（さんじょう ほけつがん、きひとう、さんじょう ほけつがん、しんぴ かりゅう）
── 血行不良、胃腸虚弱 → 参馬補腎丸＋冠元顆粒（じんば ほじんがん、かんげん かりゅう）

【更年期症状】

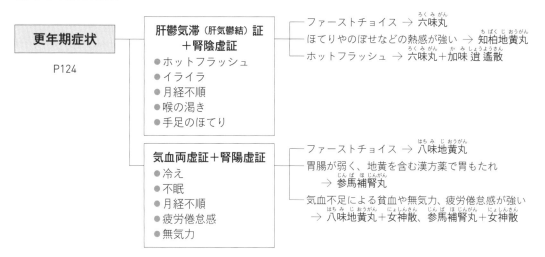

更年期症状
P124

肝鬱気滞（肝気鬱結）証＋腎陰虚証
- ●ホットフラッシュ
- ●イライラ
- ●月経不順
- ●喉の渇き
- ●手足のほてり

── ファーストチョイス → 六味丸
── ほてりやのぼせなどの熱感が強い → 知柏地黄丸
── ホットフラッシュ → 六味丸＋加味逍遙散

気血両虚証＋腎陽虚証
- ●冷え
- ●不眠
- ●月経不順
- ●疲労倦怠感
- ●無気力

── ファーストチョイス → 八味地黄丸
── 胃腸が弱く、地黄を含む漢方薬で胃もたれ → 参馬補腎丸
── 気血不足による貧血や無気力、疲労倦怠感が強い → 八味地黄丸＋女神散、参馬補腎丸＋女神散

【貧血】

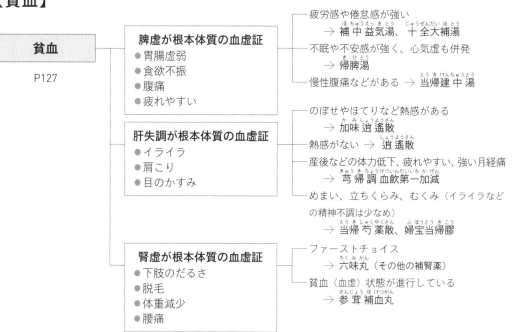

貧血
P127

脾虚が根本体質の血虚証
- ●胃腸虚弱
- ●食欲不振
- ●腹痛
- ●疲れやすい

── 疲労感や倦怠感が強い → 補中益気湯、十全大補湯
── 不眠や不安感が強く、心気虚も併発 → 帰脾湯
── 慢性腹痛などがある → 当帰建中湯

肝失調が根本体質の血虚証
- ●イライラ
- ●肩こり
- ●目のかすみ

── のぼせやほてりなど熱感がある → 加味逍遙散
── 熱感がない → 逍遙散
── 産後などの体力低下、疲れやすい、強い月経痛 → 芎帰調血飲第一加減
── めまい、立ちくらみ、むくみ（イライラなどの精神不調は少なめ） → 当帰芍薬散、婦宝当帰膠

腎虚が根本体質の血虚証
- ●下肢のだるさ
- ●脱毛
- ●体重減少
- ●腰痛

── ファーストチョイス → 六味丸（その他の補腎薬）
── 貧血（血虚）状態が進行している → 参茸補血丸

【消化器疾患】

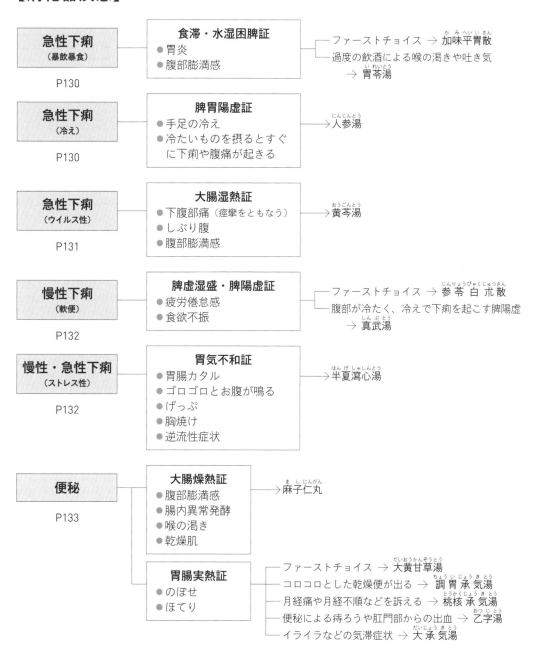

急性下痢（暴飲暴食） P130
→ **食滞・水湿困脾証**
- 胃炎
- 腹部膨満感
  - ファーストチョイス → 加味平胃散（かみへいいさん）
  - 過度の飲酒による喉の渇きや吐き気 → 胃苓湯（いれいとう）

急性下痢（冷え） P130
→ **脾胃陽虚証**
- 手足の冷え
- 冷たいものを摂るとすぐに下痢や腹痛が起きる
  → 人参湯（にんじんとう）

急性下痢（ウイルス性） P131
→ **大腸湿熱証**
- 下腹部痛（痙攣をともなう）
- しぶり腹
- 腹部膨満感
  → 黄芩湯（おうごんとう）

慢性下痢（軟便） P132
→ **脾虚湿盛・脾陽虚証**
- 疲労倦怠感
- 食欲不振
  - ファーストチョイス → 参苓白朮散（じんりょうびゃくじゅつさん）
  - 腹部が冷たく、冷えで下痢を起こす脾陽虚 → 真武湯（しんぶとう）

慢性・急性下痢（ストレス性） P132
→ **胃気不和証**
- 胃腸カタル
- ゴロゴロとお腹が鳴る
- げっぷ
- 胸焼け
- 逆流性症状
  → 半夏瀉心湯（はんげしゃしんとう）

便秘 P133
→ **大腸燥熱証**
- 腹部膨満感
- 腸内異常発酵
- 喉の渇き
- 乾燥肌
  → 麻子仁丸（ましにんがん）

→ **胃腸実熱証**
- のぼせ
- ほてり
  - ファーストチョイス → 大黄甘草湯（だいおうかんぞうとう）
  - コロコロとした乾燥便が出る　調胃承気湯（ちょういじょうきとう）
  - 月経痛や月経不順などを訴える → 桃核承気湯（とうかくじょうきとう）
  - 便秘による痔ろうや肛門部からの出血 → 乙字湯（おつじとう）
  - イライラなどの気滞症状 → 大承気湯（だいじょうきとう）

食欲不振

P135

脾気虚証
- 疲労倦怠感
- 無気力
- 内臓下垂

— ファーストチョイス → 四君子湯（しくんしとう）
— 疲労や消耗があり、疲労倦怠感が強い
 → 補中益気湯（ほちゅうえっきとう）
— 疲労や消耗があり、慢性下痢をともなう
 → 参苓白朮散（じんりょうびゃくじゅつさん）

心脾両虚証
- 不安、焦燥感
- 不眠
- 物忘れ

— ファーストチョイス → 帰脾湯（きひとう）
— 過度のストレスでイライラをともなう
 → 加味帰脾湯（かみきひとう）

肝脾不和証
- イライラ（易怒）
- 精神不安定
- 食いしばり、歯ぎしり
- 脇部の痛み
- 腹部膨満感

— ファーストチョイス → 逍遙散（しょうようさん）
— 腹部膨満感が強く、脇部に痛み → 四逆散（しぎゃくさん）
— 疲れやすい、無気力 → 逍遙散（しょうようさん）や四逆散（しぎゃくさん）＋四君子湯（しくんしとう）や補中益気湯（ほちゅうえっきとう）

悪心・嘔吐

P137

食滞・水滞証
- 胃もたれ
- 消化不良性の下痢
- 口渇

→ 胃苓湯（いれいとう）

半表半裏証
- 食欲不振
- 疲労倦怠感
- 腹痛
- みぞおちのつかえ
- 感冒後期の発熱

— ファーストチョイス → 小柴胡湯（しょうさいことう）
— 冷えや腹部の痛み、痙攣 → 柴胡桂枝湯（さいこけいしとう）

胃気不和証
- お腹がゴロゴロと鳴る
- みぞおちのつかえ
- 口臭
- げっぷが増える
- 口内炎
- 神経性の胃炎

→ 半夏瀉心湯（はんげしゃしんとう）

痰飲・胃気上逆証
- 乗り物酔い
- つわり

→ 小半夏加茯苓湯（しょうはんげかぶくりょうとう）

46

【動悸（頻脈）】

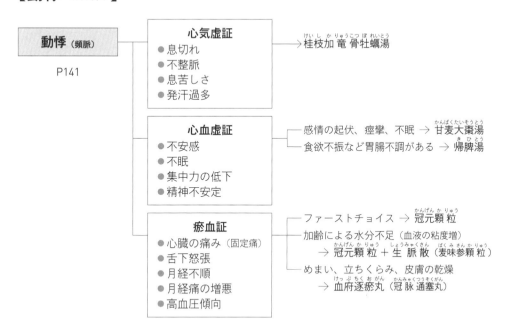

動悸（頻脈）
P141

心気虚証
- 息切れ
- 不整脈
- 息苦しさ
- 発汗過多

→ 桂枝加竜骨牡蠣湯
（けいしかりゅうこつぼれいとう）

心血虚証
- 不安感
- 不眠
- 集中力の低下
- 精神不安定

━ 感情の起伏、痙攣、不眠 → 甘麦大棗湯（かんばくたいそうとう）
━ 食欲不振など胃腸不調がある → 帰脾湯（きひとう）

瘀血証
- 心臓の痛み（固定痛）
- 舌下怒張
- 月経不順
- 月経痛の増悪
- 高血圧傾向

━ ファーストチョイス → 冠元顆粒（かんげんかりゅう）
━ 加齢による水分不足（血液の粘度増）
　　　→ 冠元顆粒 ＋ 生脈散（麦味参顆粒）（かんげんかりゅう しょうみゃくさん ばくみさんかりゅう）
━ めまい、立ちくらみ、皮膚の乾燥
　　　→ 血府逐瘀丸（冠脉通塞丸）（けっぷちくおがん かんみゃくつうそくがん）

【生活習慣病】

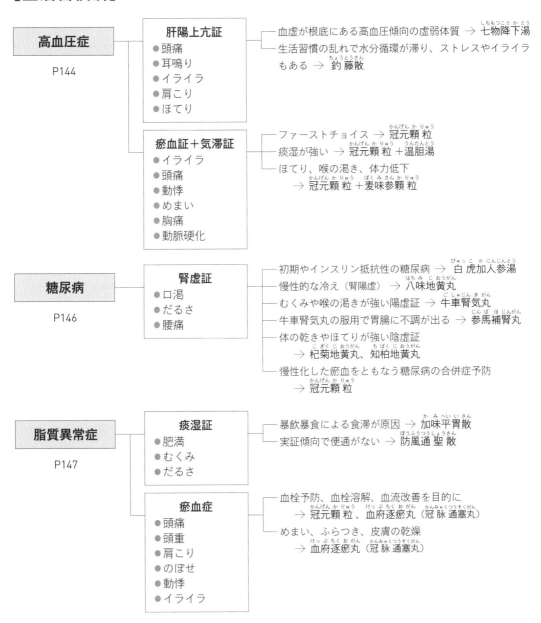

高血圧症
P144

肝陽上亢証
- 頭痛
- 耳鳴り
- イライラ
- 肩こり
- ほてり

— 血虚が根底にある高血圧傾向の虚弱体質 → 七物降下湯（しちもつこうかとう）
— 生活習慣の乱れで水分循環が滞り、ストレスやイライラもある → 釣藤散（ちょうとうさん）

瘀血証＋気滞証
- イライラ
- 頭痛
- 動悸
- めまい
- 胸痛
- 動脈硬化

— ファーストチョイス → 冠元顆粒（かんげんかりゅう）
— 痰湿が強い → 冠元顆粒（かんげんかりゅう）＋温胆湯（うんたんとう）
— ほてり、喉の渇き、体力低下
　→ 冠元顆粒（かんげんかりゅう）＋麦味参顆粒（ばくみさんかりゅう）

糖尿病
P146

腎虚証
- 口渇
- だるさ
- 腰痛

— 初期やインスリン抵抗性の糖尿病 → 白虎加人参湯（びゃっこかにんじんとう）
— 慢性的な冷え（腎陽虚） → 八味地黄丸（はちみじおうがん）
— むくみや喉の渇きが強い陽虚証 → 牛車腎気丸（ごしゃじんきがん）
— 牛車腎気丸の服用で胃腸に不調が出る → 参馬補腎丸（じんばほじんがん）
— 体の乾きやほてりが強い陰虚証
　→ 杞菊地黄丸（こぎくじおうがん）、知柏地黄丸（ちばくじおうがん）
— 慢性化した瘀血をともなう糖尿病の合併症予防
　→ 冠元顆粒（かんげんかりゅう）

脂質異常症
P147

痰湿証
- 肥満
- むくみ
- だるさ

— 暴飲暴食による食滞が原因 → 加味平胃散（かみへいいさん）
— 実証傾向で便通がない → 防風通聖散（ぼうふうつうしょうさん）

瘀血症
- 頭痛
- 頭重
- 肩こり
- のぼせ
- 動悸
- イライラ

— 血栓予防、血栓溶解、血流改善を目的に
　→ 冠元顆粒（かんげんかりゅう）、血府逐瘀丸（けっぷちくおがん）（冠脉通塞丸（かんみゃくつうそくがん））
— めまい、ふらつき、皮膚の乾燥
　→ 血府逐瘀丸（けっぷちくおがん）（冠脉通塞丸（かんみゃくつうそくがん））

【痛み】

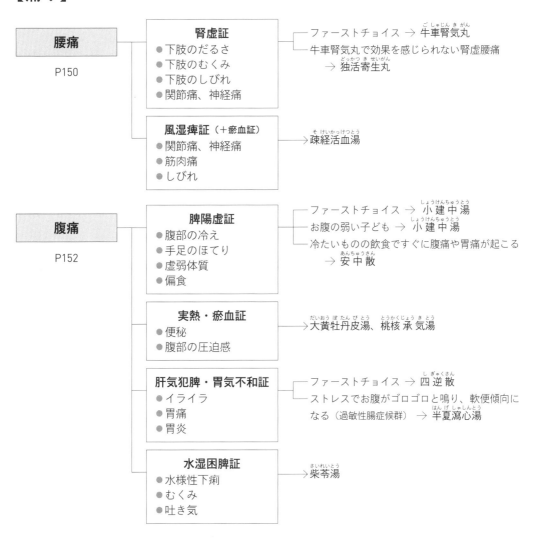

腰痛

P150

腎虚証
- 下肢のだるさ
- 下肢のむくみ
- 下肢のしびれ
- 関節痛、神経痛

├─ ファーストチョイス → 牛車腎気丸
└─ 牛車腎気丸で効果を感じられない腎虚腰痛
　　→ 独活寄生丸

風湿痺証（＋瘀血証）
- 関節痛、神経痛
- 筋肉痛
- しびれ

→ 疎経活血湯

腹痛

P152

脾陽虚証
- 腹部の冷え
- 手足のほてり
- 虚弱体質
- 偏食

├─ ファーストチョイス → 小建中湯
├─ お腹の弱い子ども → 小建中湯
└─ 冷たいものの飲食ですぐに腹痛や胃痛が起こる
　　→ 安中散

実熱・瘀血証
- 便秘
- 腹部の圧迫感

→ 大黄牡丹皮湯、桃核承気湯

肝気犯脾・胃気不和証
- イライラ
- 胃痛
- 胃炎

├─ ファーストチョイス → 四逆散
└─ ストレスでお腹がゴロゴロと鳴り、軟便傾向に
　　なる（過敏性腸症候群） → 半夏瀉心湯

水湿困脾証
- 水様性下痢
- むくみ
- 吐き気

→ 柴苓湯

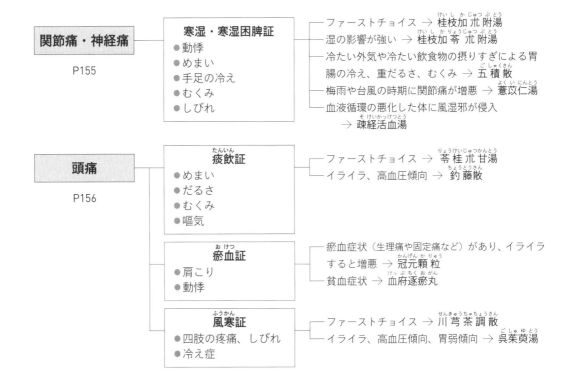

関節痛・神経痛

P155

寒湿・寒湿困脾証
- ●動悸
- ●めまい
- ●手足の冷え
- ●むくみ
- ●しびれ

─ ファーストチョイス → 桂枝加朮附湯
─ 湿の影響が強い → 桂枝加苓朮附湯
─ 冷たい外気や冷たい飲食物の摂りすぎによる胃腸の冷え、重だるさ、むくみ → 五積散
─ 梅雨や台風の時期に関節痛が増悪 → 薏苡仁湯
─ 血液循環の悪化した体に風湿邪が侵入
　　　→ 疎経活血湯

頭痛

P156

痰飲証
- ●めまい
- ●だるさ
- ●むくみ
- ●嘔気

─ ファーストチョイス → 苓桂朮甘湯
─ イライラ、高血圧傾向 → 釣藤散

瘀血証
- ●肩こり
- ●動悸

─ 瘀血症状（生理痛や固定痛など）があり、イライラすると増悪 → 冠元顆粒
─ 貧血症状 → 血府逐瘀丸

風寒証
- ●四肢の疼痛、しびれ
- ●冷え症

─ ファーストチョイス → 川芎茶調散
─ イライラ、高血圧傾向、胃弱傾向 → 呉茱萸湯

【眼の疾患】

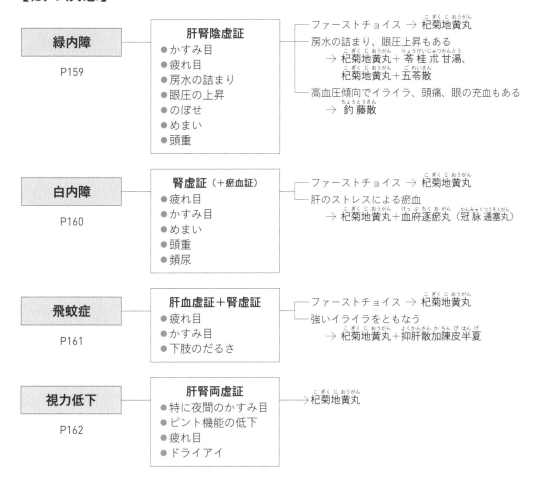

緑内障

P159

肝腎陰虚証
- かすみ目
- 疲れ目
- 房水の詰まり
- 眼圧の上昇
- のぼせ
- めまい
- 頭重

─ ファーストチョイス → 杞菊地黄丸
─ 房水の詰まり、眼圧上昇もある
　　　　→ 杞菊地黄丸＋苓桂朮甘湯、
　　　　　杞菊地黄丸＋五苓散
─ 高血圧傾向でイライラ、頭痛、眼の充血もある
　　　　→ 釣藤散

白内障

P160

腎虚証（＋瘀血証）
- 疲れ目
- かすみ目
- めまい
- 頭重
- 頻尿

─ ファーストチョイス → 杞菊地黄丸
─ 肝のストレスによる瘀血
　　　　→ 杞菊地黄丸＋血府逐瘀丸（冠脈通塞丸）

飛蚊症

P161

肝血虚証＋腎虚証
- 疲れ目
- かすみ目
- 下肢のだるさ

─ ファーストチョイス → 杞菊地黄丸
─ 強いイライラをともなう
　　　　→ 杞菊地黄丸＋抑肝散加陳皮半夏

視力低下

P162

肝腎両虚証
- 特に夜間のかすみ目
- ピント機能の低下
- 疲れ目
- ドライアイ

→杞菊地黄丸

【耳鳴り・難聴】

耳鳴り・難聴
P164

肝鬱気滞（肝気鬱結）証
- イライラ
- 気分の落ち込み
  （精神不安定）
- 肩こり
- 腹部の張り

― ファーストチョイス → 加味逍遙散
― 急性で金属音のような耳鳴り → 抑肝散加陳皮半夏
― 先天的な血虚で高血圧傾向 → 七物降下湯

痰飲・心脾陽虚証
- めまい
- 頭重
- 冷え
- 動悸

→ 苓桂朮甘湯

腎陰虚証
- 下肢のだるさ
- むくみ
- 腰痛
- ほてり
- 皮膚の乾燥

― 体のほてりや喉の渇き → 六味丸、杞菊地黄丸
― 皮膚の乾燥 → 味麦地黄丸（八仙丸）

腎陽虚証
- 下肢のだるさ
- むくみ
- 腰痛
- 冷え
- 胃腸虚弱

― 体の冷え → 八味地黄丸
― 胃腸系が弱い → 参馬補腎丸

【口内疾患】

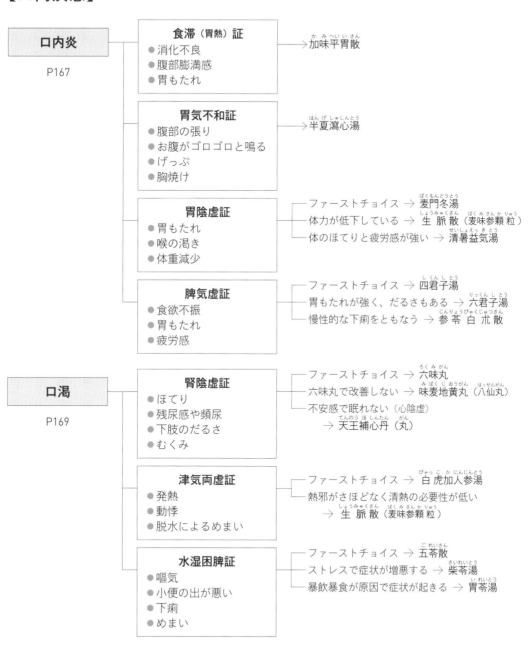

口内炎
P167

食滞（胃熱）証
- 消化不良
- 腹部膨満感
- 胃もたれ

→加味平胃散 (かみへいいさん)

胃気不和証
- 腹部の張り
- お腹がゴロゴロと鳴る
- げっぷ
- 胸焼け

→半夏瀉心湯 (はんげしゃしんとう)

胃陰虚証
- 胃もたれ
- 喉の渇き
- 体重減少

- ファーストチョイス → 麦門冬湯 (ばくもんどうとう)
- 体力が低下している → 生脈散（麦味参顆粒）(しょうみゃくさん ばくみさんかりゅう)
- 体のほてりと疲労感が強い → 清暑益気湯 (せいしょえっきとう)

脾気虚証
- 食欲不振
- 胃もたれ
- 疲労感

- ファーストチョイス → 四君子湯 (しくんしとう)
- 胃もたれが強く、だるさもある → 六君子湯 (りっくんしとう)
- 慢性的な下痢をともなう → 参苓白朮散 (じんりょうびゃくじゅつさん)

口渇
P169

腎陰虚証
- ほてり
- 残尿感や頻尿
- 下肢のだるさ
- むくみ

- ファーストチョイス → 六味丸 (ろくみがん)
- 六味丸で改善しない → 味麦地黄丸（八仙丸）(みばくじおうがん はっせんがん)
- 不安感で眠れない（心陰虚）
  → 天王補心丹（丸）(てんのうほしんたん がん)

津気両虚証
- 発熱
- 動悸
- 脱水によるめまい

- ファーストチョイス → 白虎加人参湯 (びゃっこかにんじんとう)
- 熱邪がさほどなく清熱の必要性が低い
  → 生脈散（麦味参顆粒）(しょうみゃくさん ばくみさんかりゅう)

水湿困脾証
- 嘔気
- 小便の出が悪い
- 下痢
- めまい

- ファーストチョイス → 五苓散 (ごれいさん)
- ストレスで症状が増悪する → 柴苓湯 (さいれいとう)
- 暴飲暴食が原因で症状が起きる → 胃苓湯 (いれいとう)

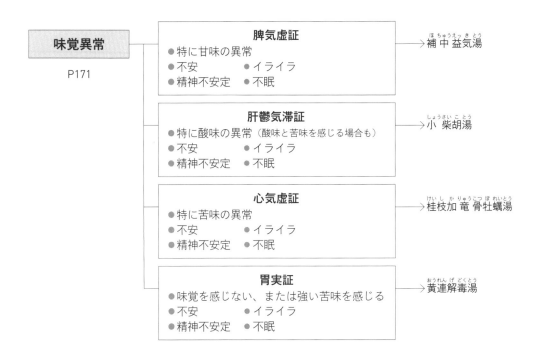

味覚異常 P171	**脾気虚証** ●特に甘味の異常 ●不安　　　●イライラ ●精神不安定　●不眠	→ 補中益気湯
	肝鬱気滞証 ●特に酸味の異常（酸味と苦味を感じる場合も） ●不安　　　●イライラ ●精神不安定　●不眠	→ 小柴胡湯
	心気虚証 ●特に苦味の異常 ●不安　　　●イライラ ●精神不安定　●不眠	→ 桂枝加竜骨牡蠣湯
	胃実証 ●味覚を感じない、または強い苦味を感じる ●不安　　　●イライラ ●精神不安定　●不眠	→ 黄連解毒湯

【外傷性疾患】

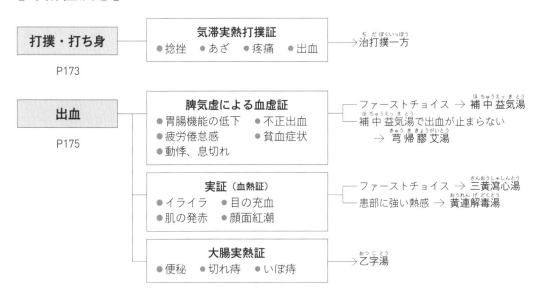

打撲・打ち身 P173	**気滞実熱打撲証** ●捻挫　●あざ　●疼痛　●出血	→ 治打撲一方
出血 P175	**脾気虚による血虚証** ●胃腸機能の低下　●不正出血 ●疲労倦怠感　　　●貧血症状 ●動悸、息切れ	ファーストチョイス → 補中益気湯 補中益気湯で出血が止まらない 　→ 芎帰膠艾湯
	実証（血熱証） ●イライラ　●目の充血 ●肌の発赤　●顔面紅潮	ファーストチョイス → 三黄瀉心湯 患部に強い熱感 → 黄連解毒湯
	大腸実熱証 ●便秘　●切れ痔　●いぼ痔	→ 乙字湯

【めまい】

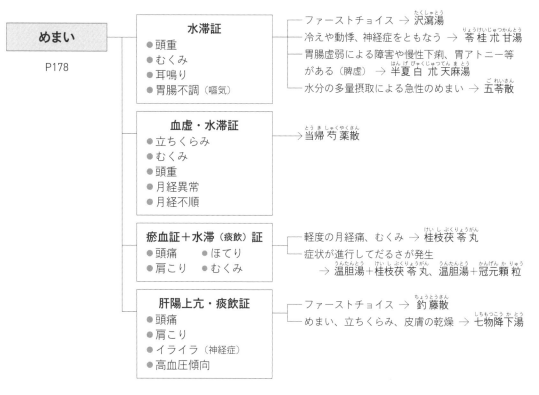

めまい

P178

水滞証
- 頭重
- むくみ
- 耳鳴り
- 胃腸不調（嘔気）

— ファーストチョイス → 沢瀉湯（たくしゃとう）
— 冷えや動悸、神経症をともなう → 苓桂朮甘湯（りょうけいじゅつかんとう）
— 胃腸虚弱による障害や慢性下痢、胃アトニー等がある（脾虚）→ 半夏白朮天麻湯（はんげびゃくじゅつてんまとう）
— 水分の多量摂取による急性のめまい → 五苓散（ごれいさん）

血虚・水滞証
- 立ちくらみ
- むくみ
- 頭重
- 月経異常
- 月経不順

→ 当帰芍薬散（とうきしゃくやくさん）

瘀血証＋水滞（痰飲）証
- 頭痛
- 肩こり
- ほてり
- むくみ

— 軽度の月経痛、むくみ → 桂枝茯苓丸（けいしぶくりょうがん）
— 症状が進行してだるさが発生
　→ 温胆湯＋桂枝茯苓丸、温胆湯＋冠元顆粒（うんたんとう けいしぶくりょうがん、うんたんとう かんげんかりゅう）

肝陽上亢・痰飲証
- 頭痛
- 肩こり
- イライラ（神経症）
- 高血圧傾向

— ファーストチョイス → 釣藤散（ちょうとうさん）
— めまい、立ちくらみ、皮膚の乾燥 → 七物降下湯（しちもつこうかとう）

【冷え症】

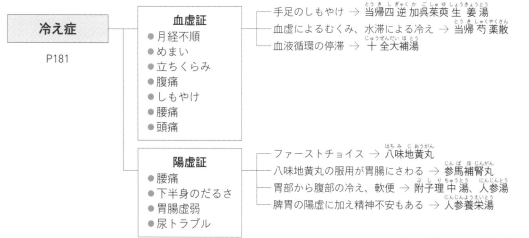

冷え症

P181

血虚証
- 月経不順
- めまい
- 立ちくらみ
- 腹痛
- しもやけ
- 腰痛
- 頭痛

— 手足のしもやけ → 当帰四逆加呉茱萸生姜湯（とうきしぎゃくかごしゅゆしょうきょうとう）
— 血虚によるむくみ、水滞による冷え → 当帰芍薬散（とうきしゃくやくさん）
— 血液循環の停滞 → 十全大補湯（じゅうぜんだいほとう）

陽虚証
- 腰痛
- 下半身のだるさ
- 胃腸虚弱
- 尿トラブル

— ファーストチョイス → 八味地黄丸（はちみじおうがん）
— 八味地黄丸の服用が胃腸にさわる → 参馬補腎丸（じんばほじんがん）
— 胃部から腹部の冷え、軟便 → 附子理中湯、人参湯（ぶしりちゅうとう、にんじんとう）
— 脾胃の陽虚に加え精神不安もある → 人参養栄湯（にんじんようえいとう）

感冒（かぜ症状）

　東洋医学における「感冒」は、悪寒、発熱、くしゃみ、鼻汁、鼻閉（鼻詰まり）、咽頭痛、咳、痰などを引き起こす、いわゆる「かぜ症状」の総称としてとらえられています。かぜは「風邪」と書くことからもわかるように、主となる原因は外邪（六淫）の中でも風邪です。

　ただし、一口に「かぜ」と言っても、その内容は多岐にわたります。例えば、風邪＋寒邪の「風寒」や、風邪＋熱邪の「風熱」など、風邪に他の六淫が組み合わされて起こる感冒もあり、それぞれ対処法が異なります。

　感冒は、こうした外部からの六淫の侵入を許すことで起こるのですが、六淫が侵入する原因として考えられるのが不規則な生活、疲れの蓄積、先天的に虚弱体質で防御能力である気（衛気）が不足していることなどです。

　東洋医学では、西洋薬の総合感冒薬（かぜ薬）のようなものはありません。感冒のタイプ、発症からの経過期間、体力などを考慮して、それぞれに適した漢方薬を選定していきます。寒邪を原因とする感冒は「六経弁証」、熱邪を原因とする感冒は「衛気営血弁証」という分析方法をもとに漢方薬を選ぶのが基本ですが、本書ではわかりやすく寒邪と熱邪それぞれによる「初期」「中期」「後期」の感冒に分類して、感冒のタイプや使用する人の体力を踏まえて説明していきたいと思います。

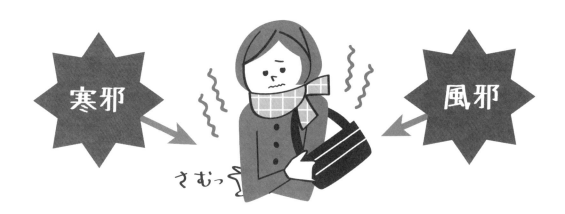

寒邪による感冒初期　＋	● 悪寒 ● 発熱 ● 関節痛や筋肉痛 ● 頭痛	⇒ 外感風寒証タイプ がいかんふうかん
症状が起きる理由	侵入した寒邪が体表部からごく浅い場所に留まっている（表証という）状態。悪寒の有無が判断の指標となる。症状が強く、変化するのが特徴。	
対処法	・初期の感冒は、体力的な消耗が少ないのがポイント。寒邪による病態なので、発汗解表剤を用いて体を温めるとともに、汗をかかせて寒邪を外に除去する。 ・無汗で肩こりや緊張性の頭痛を訴える場合…葛根湯 ・汗が出ていて（有汗）肩こりや緊張性の頭痛を訴える場合…桂枝湯 ・無汗で悪寒や発熱が強く、咳や関節痛を訴える場合…麻黄湯 ・無汗で透明な鼻水や痰が出てくる場合…小青竜湯 ・無汗で体力がやや虚弱、疲れやだるさが強い場合…参蘇飲 ・無汗で胃腸虚弱で精神の不安定さをともなう場合…香蘇散	
用いる漢方薬	葛根湯、桂枝湯、麻黄湯、小青竜湯、参蘇飲、香蘇散 かっこんとう　けいしとう　まおうとう　しょうせいりゅうとう　じんそいん　こうそさん	

熱邪による感冒初期　＋	● 発熱 ● 化膿をともなう炎症性の疾患 ● 頭痛 ● 喉の腫れや痛み	⇒ 風熱犯肺証タイプ ふうねつはんはい
症状が起きる理由	侵入した熱邪が体の体表部からごく浅い場所に留まっている（表証という）状態。発熱や炎症性の症状が見られ、症状が強く、変化するのが特徴。	

対処法	・熱邪による温病で炎症や化膿性疾患が多くなるため、消炎作用と抗菌作用を持つ漢方薬での対応が求められる。 ・初期の温病（発熱、頭痛、喉の痛み、咳など）は、銀翹散を使うと改善が非常に速い。 ・実証タイプの人で熱がこもり、激しい症状が便秘をともなってあらわれている場合は、下剤を含んだ防風通聖散を用いるとよい。 ・銀翹散は、中間～実証の人なら問題なく使える。虚証でもともと冷えが強い人の場合は、少量から使うようにする。
用いる漢方薬	**銀翹散、防風通聖散** ^{ぎんぎょうさん　ぼうふうつうしょうさん}

寒邪による感冒中期 ＋	●吐き気 ●食欲不振 ●疲労倦怠感 ●悪寒と発熱が同時に起きる	⇒ **半表半裏証タイプ**

症状が起きる理由	侵入した寒邪がすでに表部から裏部（内臓部）近くまで来ている「半表半裏証」の状態。冷感と熱感が交互にあらわれる往来寒熱が特徴で、胃腸障害なども起きやすく、吐き気やだるさなどを訴えることもある。
対処法	・感冒発症から数日程度の時間が経過し、体力が少し低下してきて、脾を中心とした五臓に影響が出始めているので、補気健脾の作用が必要になってくる。 ・穏やかな解表作用を有し、体を温めながら疲弊した胃腸機能も改善できる柴胡桂枝湯が効果的。 ・熱感、冷感の訴えは少なく、胃腸や腹部の失調が強い場合は、小柴胡湯（柴胡桂枝湯のベース処方で解表作用は持たない）のほうが効果の発現が速い。
用いる漢方薬	**柴胡桂枝湯、小柴胡湯** ^{さいこけいしとう　　しょうさいことう}

熱邪による感冒中期 ＋	●喉の渇き ●ほてり ●めまい ●強い倦怠感	⇒ **熱証による津気両傷証タイプ**

症状が起きる理由	侵入した熱邪が表部から裏部（内臓部）へと進み、肺や胃を侵すため、高熱や激しい喉や口内の渇き、胸の苦しさなどを訴える。
対処法	・熱邪による大量の発汗など、熱により津液と気の消耗が進むため、脱水症状のような渇きや発熱が起こる。失った気や津液を補いつつ、体内の熱邪を清熱することができる白虎加人参湯を選択するとよい。
用いる漢方薬	びゃっこ か にんじんとう 白 虎加人参湯

熱邪・寒邪による感冒後期 ＋	●強い倦怠感 ●食欲不振 ●その他様々な 内臓機能の低下	⇒ ききょ きけつりょうきょ 気虚（気血両虚）証タイプ

症状が起きる理由	寒邪や熱邪による刺激で体の気・血・津液が大きく消耗し、内臓機能が低下してしまった状態。悪寒や熱感などの激しい症状は起きないが、体の機能は大きく損なわれており、危険な状態。
対処法	・寒熱に関わらず、内臓機能を改善させる補気・補血剤が必要。 ・十全大補湯（気血両虚）や補中益気湯（脾気虚）などを選択しつつ、津液の消耗も激しいようであれば生脈散（麦味参顆粒）を合わせて、気や津液を補うことも有効。
用いる漢方薬	ほ ちゅうえっき とう　じゅうぜんだい ほ とう　しょうみゃくさん　ばくみ さんかりゅう 補 中 益気湯、 十 全大補湯、 生 脈 散・麦味参顆 粒

**生活養生の
ポイント**

初期・中期・後期のいずれにせよ、感冒時にはしっかりと休息を取ることが大切です。漢方薬の服用とともに、胃腸に負担のない食事を心がけて、しっかり睡眠を取るといった基本的なケアを忘れないようにしましょう。「かぜを引いたら漢方薬を飲めばいい」のではなく、そもそもの生活養生で感冒になりにくい状態を作ることが求められます。

かぜの漢方薬を選ぶときの注意点

　感冒（かぜ）時に使用する漢方薬の選定では、間違えてはいけないポイントがいくつかあります。

　まず、本書で分類したような「寒邪」と「熱邪」という感冒原因の見極め。両者は真逆のものなので、この見極めを間違えると、温める対処をしなくてはいけないのに冷やして（清熱）しまったり、熱を冷ます必要があるのに温めて（温熱）しまったりすることになります。その結果、火に油を注いで、症状の増悪を招いてしまう場合もあります。

　そのため、「かぜの初期＝葛根湯」といった思い込みで漢方薬を選ぶことは非常に危険。たとえ「初期のかぜ」であっても、悪寒や発熱の有無など症状をよく見るのはもちろん、発症の原因を突き止めるための知識も必要です。

　本書ではあまり触れていませんが、東洋医学の診断法には寒邪や風邪におそわれた際に病気の段階を分類する「六経弁証（りっけいべんしょう）」というものがあります。寒証の程度を見極める場合は、寒邪の状態や症状に応じて「太陽病（たいようびょう）」「陽明病（ようめいびょう）」「少陽病（しょうようびょう）」「太陰病（たいいんびょう）」「少陰病（しょういんびょう）」「厥陰病（けっちんびょう）」の6段階に分類し、それぞれ異なる治療方法を提案します。

　太陽病～少陽病は「三陽病期（さんようびょうき）」といわれ、体力があり、栄養成分である気血水や内臓機能に欠損がない状態とされます。一方で、太陰病～厥陰病は「三陰病期（さんいんびょうき）」といって、栄養成分や内臓機能に欠損が出ている状態です。例えば、最も初期の太陽病は「本人の体力があり、病邪にも勢いがある段階」と定義され、「かぜの引き始めに」というキャッチコピーで知られる葛根湯などが使われる段階です。しかし、同じ「かぜの引き始め」でも、もともと慢性病などで体力が低下していて、すでに三陰病期の人もいるのです。こうした状態の人が葛根湯を使用すると、発汗作用により体力を消耗することになってしまいます。「かぜの初期＝葛根湯」という思い込みが危険だというのはこのためです。

　感冒の場合はまず寒熱の見極めをすること、そして初期だからといって常に太陽病に該当するわけではないということを、理解しておいていただきたいと思います。感冒の相談では、本人の状態をしっかりと分析した上で漢方薬を選ぶようにしましょう。

メンタル疾患

　東洋医学には「心は神を蔵す」という言葉があり、精神活動（思考、感情、記憶、集中など）を担うのは五臓の中の「心」であると考えます。心の正常な働きは、「肝」に十分な血が貯蔵され、肝の疏泄機能で血がしっかりと循環されることで保たれます（血は精神活動のための栄養です）。つまり、精神活動は、心と肝が協力して調整されているということです。

　肝の機能失調によって、血の不足や循環の停滞が起こると、心への栄養供給も低下し、その結果、精神疾患の症状があらわれる確率が高まります。そのため、精神疾患の症状に対しては、自律神経や精神活動の働きをつかさどる心や肝の機能を改善する漢方薬が使われることが多くなります。

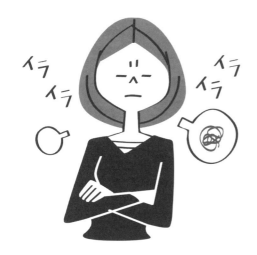

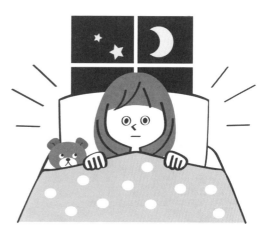

イライラ

　環境や気候の変化などは、すべて人体にとってストレスとなります。五臓の中でも、特に「肝」はストレスの影響を大きく受けやすく、何らかの原因で負荷がかかると肝の疏泄機能に不具合が生じ、気血の巡りが悪くなり、その結果、自律神経に失調が起こり、イライラしやすくなります。

イライラ ＋	● 精神不安定 ● 悶々とする感情 ● ため息が多い ● 胸脇部のつかえ感 ● 脇腹の痛み ● お腹の張り ● 月経周期不順	⇒ 肝鬱気滞（肝気鬱結）証タイプ
症状が起きる理由	ストレスを主とする原因により肝の疏泄作用が阻害され、気の巡りが悪くなる「気滞」の状態を生じる。その結果、イライラや気分の落ち込みといった精神不安が起こる。	
対処法	・主にストレスで肝の疏泄作用が妨げられている状態なので、これを正す疏肝理気の作用を持つ漢方薬を用いる。 ・脇腹や腹部の痛みや張りが強い場合…四逆散 ・精神不安が強く、月経不順の場合…加味逍遙散	
用いる漢方薬	**四逆散、加味逍遙散**	

イライラ ＋	● 慢性頭痛 ● めまい ● 肩こり ● 高血圧	⇒ 肝陽上亢証タイプ

症状が起きる理由	イライラ状態が続くと肝に熱が生まれ、それが上部へと昇って頭痛やめまいの原因となる。また、これにともなって体内に貯留した水液が引き起こす頭痛（痰飲の頭痛）も起きる。ストレスで血圧が上がるタイプでもある。
対処法	• 肝に起こった熱を清熱する漢方薬が有効。 • 釣藤散は、停滞した水液（痰）の流れを正し、めまいや頭痛、高血圧傾向も同時にケアすることができる。
用いる漢方薬	ちょうとうさん **釣藤散**

メ
ン
タ
ル
疾
患

イライラ ＋	● 慢性便秘 ● ほてり ● 精神不安 ● 頭痛 ● 充血	⇒ じつねつ **実熱証タイプ**

症状が起きる理由	実証タイプの人は、発散できない熱が体内にこもってしまい、激しいイライラを起こす。ほてりやのぼせ、熱感が特徴で充血などを起こすこともある。
対処法	• 実熱を清熱する必要があるので清熱剤を多く含む漢方薬が必要。 • 純粋な実熱のみの場合は黄連解毒湯で対処できるが、ストレスがあり、肝の疏泄に異常がある場合は大柴胡湯を選択する場合も。 • 便秘が激しい場合には、気を巡らせる理気作用に加え、瀉下作用の高い大承気湯を用いることもある。 • いずれも実証向けの漢方なので、虚証の人には使えない。
用いる漢方薬	おうれん げ どくとう　 だいさい こ とう　 だいじょう き とう **黄連解毒湯、大柴胡湯、大承気湯**

生活養生の
ポイント

肝の調子を高める酸味の食材や香りの強い食材を食べたり、朝の澄んだ空気の中で散歩したりすると、気の巡りがよくなってイライラの解消につながります。入浴、深呼吸、早寝早起き、読書（電子書籍ではなく紙媒体で）なども有効です。

不眠

不眠の原因は様々です。考えごとや不安ごと、生活上のストレスなど精神的な要因による不眠、あるいは極度の疲労や消耗など肉体的な要因による不眠に分類することができます。

不眠　＋	● 寝付きが悪い ● 就寝中に何度も目が覚める ● 日中も常に眠い ● 食欲不振 ● 不安感が募る ● 物忘れが増える ● ぼうっとする	⇒ しん ぴ りょうきょ **心脾両虚証タイプ**
症状が起きる理由	心と脾の働きが低下することで起こるタイプの不眠。心の不調が、寝付きの悪さ、物忘れ、気力や集中力の低下、不安感などを引き起こす。また、脾の失調により食欲不振、日中の眠気、疲労感などが起こる。	
対処法	・心脾両虚に対応する漢方薬を用いる。ファーストチョイスは帰脾湯。 ・心配事の解消や、胃腸系のケア（食養生）も心がける。	
用いる漢方薬	き ひ とう **帰脾湯**	

不眠　＋	● 頭が興奮して目が冴える ● 精神不安定 ● 動悸 ● 夜驚症（睡眠中急に泣きさけんだり暴れたりする 　睡眠障害） ● 便秘	⇒ かんうつしんきょ **肝鬱心虚証タイプ**

症状が起きる理由	主にストレスによる不眠。動悸があり、考えごとで脳が興奮し、イライラや不安感が混在した結果、睡眠が阻害されている。
対処法	・ストレスにより肝の疏泄作用が妨げられ、同時に心気も弱っている状態なので、疏肝理気作用と心を安定させる養心安神作用を併せ持つ漢方薬を用いる。 ・軟便下痢を繰り返す、更年期症状のような不定愁訴がある場合…加味逍遙散 ・便秘で、ほてりやのぼせを感じる場合…柴胡加竜骨牡蠣湯（大黄（下剤）を含む漢方薬）
用いる漢方薬	**加味逍遙散、柴胡加竜骨牡蠣湯**

不眠 ＋	● 動悸 ● 口渇 ● 体重減少 ● 興奮 ● 寝汗 ● 不安感 ● 便秘	⇒ **心腎陰虚証タイプ**

症状が起きる理由	体の潤いが不足する腎陰虚証がベースにあり、これが高じて陰血（体や心を潤し、栄養を与える血）が不足し、心を滋養できなくなることで興奮や不眠があらわれる。腎陰虚によりほてりや渇き、動悸、寝汗などを訴え、心陰虚により興奮や不安感、不眠を訴える。
対処法	・陰を補う滋陰剤を用いて体の潤いを保つとともに、陰不足による精神の興奮を抑える。 ・腎陰虚は、加齢によってほとんどの人にあらわれる。白い色の食材（白ゴマ、白キクラゲ、ユリネなど潤いをつける食材には白いものが多い）を食べたり、過度な発汗（サウナや岩盤浴など）を避けることも大切。
用いる漢方薬	**天王補心丹（丸）**

不眠　＋	● イライラ ● 何度も目が覚める ● 体がだるい ● むくみ ● 胸焼け	⇒　**肝胃不和証タイプ** <small>かん い ふ わ</small>

症状が起きる理由	ストレスや怒りの感情が肝を傷つけ、胃の消化機能にも悪影響を及ぼしてしまう。
対処法	・ストレスが主な原因なので、ストレスケアを心がけつつ、肝と胃の働きを同時に正せる漢方薬を使う。 ・疎肝解鬱作用と健胃作用を併せ持つ、竹茹温胆湯が有効。
用いる漢方薬	<small>ちくじょうんたんとう</small> **竹茹温胆湯**

不眠　＋	● 極度に疲れているのに眠れない ● メンタルや肉体の疲労が甚だしい	⇒　**虚労虚煩証タイプ** <small>きょろうきょはん</small>

症状が起きる理由	心身の疲労が甚だしく、「疲れすぎていて眠れない」という病態が起きる。
対処法	・メンタルの疲労には、精神安定に働く養心安神作用が必要。 ・肉体疲労による体の乾きやほてりをクールダウンさせて睡眠にいざなう漢方薬を用いるのが最も効果的。 ・ナツメやホットミルクなどを摂ってリラックスするのも有効。
用いる漢方薬	<small>さんそうにんとう</small> **酸棗仁湯**

不眠 ＋	● 悪夢を見る ● 体がだるい ● 胃もたれ	⇒ **痰湿証タイプ**（たんしつ）

症状が起きる理由	湿気の多い環境、暴飲暴食や運動不足などが主たる原因で、体内の体液の停滞である水滞が生じる。その状態が長期化すると、より毒性の強い痰湿となって体に停滞し、胃腸系やメンタルを阻害、痰湿により良質な睡眠を妨げる。
対処法	・痰湿を体内から除去する漢方薬を用いる。 ・暴飲暴食や寝しなの飲食などをひかえる、適度な運動をするなどの生活養生も大切。
用いる漢方薬	**温胆湯**（うんたんとう）

**生活養生の
ポイント**

不眠の原因は多岐にわたりますが、いずれにしても神経が興奮した状態では睡眠の質が低下します。夜中の考えごと、就寝直前のスマートフォンやパソコン、タブレットなどの操作は神経を興奮させてしまうので、寝る1時間前にはやめるようにしましょう。寝しなの激しい運動や就寝前2時間以内の飲食も基本的にはNGです。軽いストレッチをしたり、部屋を少し暗くしての読書などをすると自然と眠くなります。

メンタル疾患

うつ

　東洋医学における「うつ」は、「肝鬱タイプ」と「気鬱タイプ」に大きく分けると漢方薬の選定がしやすくなります。

　肝の疏泄作用が失調して気の巡りが悪くなることで、イライラとともに鬱々とした気持ちが出てしまうのが肝鬱タイプ。主に脾が弱ることで気の生成に異常が起こり、気が不足することで精神活動を担う心への栄養供給ができなくなってしまうのが気鬱タイプです。気鬱タイプは強い不安感や無気力症状が特徴的な病態です。

うつ　＋	● 寝付きが悪い ● 就寝中に何度も目覚める ● 不安感が募る ● 食欲不振 ● 貧血症状（めまい・立ちくらみ） ● 物忘れが増える ● ぼうっとする	⇒　**心脾両虚による気鬱証タイプ**
症状が起きる理由	心と脾の働きが低下することで起こるタイプの不眠。心の不調が、寝付きの悪さ、物忘れ、気力や集中力の低下、不安感などを引き起こす。また、脾の失調により食欲不振、日中の眠気、疲労感などが起こる。何もする気が起きず、体に力が入らないうつに多いタイプ。	
対処法	・脾の働きを助けて飲食物から得られる気の量を増やし、弱っている心を補うことで、うつから脱する力に変える。 ・心脾両虚に対応する漢方薬を用いる。 ・心配事の解消や胃腸系のケア（食養生）を心がける。	
用いる漢方薬	**帰脾湯**	

うつ　＋	●喉の異物感 ●不安感 ●痰がからむ ●嘔気	⇒　<ruby>痰<rt>たん</rt></ruby><ruby>気<rt>き</rt></ruby><ruby>鬱<rt>うっ</rt></ruby><ruby>結<rt>けつ</rt></ruby>証タイプ

症状が起きる理由	うつのごく初期に見られるタイプ。常に胃部に詰まりや異物感があり、場合によっては吐き気を訴えることもある。また、慢性的に痰の量が増えるのも特徴。過度の緊張で胃部の働きが低下し、胃腸内に生まれた水滞が痰に変わり、それが気の働きも低下させ、鬱々とした気分を作り出す。
対処法	・気を巡らせて、停滞した痰を除去する漢方薬を用いる。 ・痰が多く、喉の異物感がひどい場合…半夏厚朴湯 ・明らかに胃腸系の働きが悪く、夜に悪夢を見ると訴える場合…温胆湯 ・柑橘類などの強い香りやアロマなどでリラックスすることも効果的。
用いる漢方薬	<ruby>半<rt>はん</rt></ruby><ruby>夏<rt>げ</rt></ruby><ruby>厚<rt>こう</rt></ruby><ruby>朴<rt>ぼく</rt></ruby><ruby>湯<rt>とう</rt></ruby>、<ruby>温<rt>うん</rt></ruby><ruby>胆<rt>たん</rt></ruby><ruby>湯<rt>とう</rt></ruby>

うつ　＋	●動悸 ●便秘 ●イライラ ●不眠	⇒　<ruby>肝<rt>かん</rt></ruby><ruby>鬱<rt>うつ</rt></ruby><ruby>心<rt>しん</rt></ruby><ruby>虚<rt>きょ</rt></ruby>証タイプ

症状が起きる理由	精神疲労を主な原因とした肝鬱による気滞が生じ、その結果、心の気が阻害されてイライラをともなううつ症状が出る。体力があり、ほてりや熱感を訴える実証タイプの人に多いうつ症状。
対処法	・肝鬱を取り除いて、体内にこもった熱や毒素を排泄する漢方薬を用いる。 ・気晴らしの方法を見つけて、短時間でもよいので毎日行うようにする。
用いる漢方薬	<ruby>柴<rt>さい</rt></ruby><ruby>胡<rt>こ</rt></ruby><ruby>加<rt>か</rt></ruby><ruby>竜<rt>りゅう</rt></ruby><ruby>骨<rt>こつ</rt></ruby><ruby>牡<rt>ぼ</rt></ruby><ruby>蛎<rt>れい</rt></ruby><ruby>湯<rt>とう</rt></ruby>

メンタル疾患

うつ ＋	● 常に落ち着かずソワソワする ● 不眠 ● 日中にやたらとあくびが出る	⇒ **心血虚鬱証タイプ** しんけっきょうつ

症状が起きる理由	ストレスや消耗により心の働きが低下し、精神活動のコントロールがきかなくなった状態。神経が高ぶり、思考、記憶、判断などが正常にできなくなるのは、心血不足の特徴。
対処法	・心血を補って、精神を鎮静、リラックスさせる漢方薬を用いる。 ・ナツメやクコなど心血を補う生薬を常食する。 ・心理的な負荷になっている原因をできるだけ取り除く。
用いる漢方薬	かんばくたいそうとう **甘麦大棗湯**

**生活養生の
ポイント**

うつ状態のときには「頑張らない」ことが大切です。気が虚しているときは、無理に治療しないほうがよいのです。とはいえ、一日中寝てばかりいるような状況もいただけません。少しでも外に出て空気を吸う、日光にあたるなど、体に刺激を与えて気分転換になるようなことをすると、気の巡りをよくすることにつながります。胃腸機能の働きが悪い場合は、「精のつく食べ物」なども逆効果。消化のよいものを無理せずに食べるようにしましょう。

パニック症

発症のメカニズム

　パニック症は、心・肝・腎・脾のいずれか、あるいは複数に失調を起こしてバランスが崩れることで発作が起きる、ととらえることができます。発症から時間が経過して慢性化しているケースも多く、問題が起きている部位に対して継続的な漢方によるケアが求められます。

パニック症　＋	●疲労感 ●貧血症状（めまい・立ちくらみ） ●物忘れ ●不眠 ●動悸	⇒　心気虚・心脾 両 虚証タイプ <small>しん き きょ　しん ぴ りょうきょ</small>
症状が起きる理由	心の気虚を主な原因としてパニック発作が起こるタイプ。極度の精神疲労や不安感により心が疲労し、心気が不足してしまっているケースが多い。	
対処法	・インポテンツや早漏、夢精などがあり、精神の興奮も感じている場合…桂枝加竜骨牡蛎湯 ・食欲不振、寝付きの悪さ、無気力、めまいや立ちくらみなどの貧血症状が出ている場合…帰脾湯	
用いる漢方薬	**桂枝加 竜 骨牡蛎湯、帰脾湯** <small>けい し　か りゅうこつ ぼ れいとう　　き ひ とう</small>	

パニック症　＋	●動悸 ●不眠 ●口渇 ●息切れ ●神経の興奮（夜間が多い）	⇒　心腎陰虚証タイプ <small>しんじんいんきょ</small>

症状が起きる理由	心と腎が両方とも陰虚に傾いてしまったケース。主に高齢者に多く、加齢による腎陰虚に加えて、孤独感や不安感による心陰虚が起きてしまうことが多い。興奮して夜間に何度も目が覚めたり、強い喉の渇きを訴えるのも特徴。
対処法	・心と腎の陰を補充する漢方薬を用いるとともに、不安や孤独感の原因になっている事柄を取り除くような生活ケアも行うと効果が高まる。
用いる漢方薬	てんのう ほ しんたん　がん **天王補心丹（丸）**

パニック症　＋	● 動悸 ● 強い疲労感 ● 不眠 ● 精神の興奮 ● ほてりや喉の渇き	⇒　きょろうきょはん　いんきょようこう **虚労虚煩・陰虚陽亢証タイプ**

症状が起きる理由	主に肉体的な疲労が続いて、パニック発作を起こすタイプ。体力消耗とともに体液も消耗し、そのせいで体内にほてりなどの熱が生まれて、動悸や精神の興奮が起こる。
対処法	・疲労回復とともに、陰虚に傾いた体質を改善して精神の興奮を鎮静させる。 ・体を休息させるとともに、失われた陰液を補充することが必要。陰液不足が解消されるまで、補陰や清熱を行うことができる漢方薬を用いる。
用いる漢方薬	さんそうにんとう **酸棗仁湯**

**生活養生の
ポイント**

パニック症は、長期的な治療を必要とする疾患です。原因が特定できている場合は、そのトラウマに触れないようにすることも大切。例えば「電車やバスに乗ると発作が出る」という場合なら、克服のためにいきなり長時間の乗車に挑戦するのではなく、まずは駅まで行く、次にホームまで行く、電車に乗ってすぐに出る、1駅だけ乗る……などと段階を経て少しずつ慣らしていくのがよいでしょう。

無気力

発症のメカニズム

　無気力という病態は、大まかに考えると「気虚」にあたります。無気力状態を生じる気虚は、さらに「脾気虚」「心気虚」という2つに分けることができます。脾と心それぞれの部位によって生じる無気力の症状が異なるので、よく見極めて漢方薬を選択するとよいでしょう。

無気力　+	● 食欲不振 ● 偏食 ● 疲労倦怠感 ● 内臓下垂 ● 下痢、軟便	⇒　脾気虚証タイプ
症状が起きる理由	脾が弱い、あるいは脾の機能低下に陥ることで、飲食物から栄養を吸収できず、気が不足してしまう。	
対処法	・脾の働きを補うことで気の生成を促す補気健脾剤が効果的。四君子湯（人参・白朮・茯苓・甘草・生姜・大棗）が脾気虚のベース処方となる。 ・痰湿をともない、だるさなどを訴える場合…六君子湯 ・内臓下垂や疲労倦怠感が強い場合…補中益気湯 ・下痢や軟便が慢性化している場合…参苓白朮散	
用いる漢方薬	四君子湯、六君子湯、補中益気湯、参苓白朮散	

無気力　＋ ●不眠 ●不安、焦燥感 ●精力減退 ●夜尿症	⇒　**心気虚証タイプ**

症状が起きる理由	心が弱く、心気が不足することで無気力状態が生じるタイプ。不安感や焦燥感が強く、ネガティブ思考のタイプが陥りやすい。先天的に心が弱い場合もあるが、強い不安をともなうストレスなどから発症することもある。
対処法	• 心気虚のファーストチョイスは、体を温めて虚弱を改善させる生姜・桂枝、心気を補う大棗、精神安定の作用がある竜骨・牡蠣などで構成されている桂枝加竜骨牡蠣湯。 • 食欲不振や疲労倦怠感など脾虚の症状も併発している場合は、心脾両虚を改善できる帰脾湯を選択。
用いる漢方薬	**桂枝加竜骨牡蠣湯、帰脾湯**

**生活養生の
ポイント**

無気力状態は明らかな虚証ですから、無理に活動的になろうとしない（周囲も仕向けない）ことも大切。本人のできる範囲での活動を提案・サポートしながら、弱っている五臓に気を補えるようにしましょう。補気食材としては、ヤマイモ、米、シイタケ、大豆、ナツメ、鶏肉などがおすすめです。

精神論では解決しないこともある

　ストレスチェック制度も導入され、近年、社会における「心の病」への理解は徐々に広がっています。それでも、無気力症のような疾患は、なかなか理解されない場合もあるのではないでしょうか。無気力以外の症状も出ていて「うつ」などと診断されれば、休職して療養期間を得られたりしますが、無気力、やる気が起きないというだけでは、「気合が足りない」と精神論で片付けられることも少なくありません。

　確かに、無気力症は「気のせい」であるケースも非常に多いです。といっても、決して「本人の気のせい（＝病気の実態がない）」という意味ではありません。「気の不足」や「気の停滞」が起きたことによる無気力症。つまり、本当に「気」が原因になっているということです。実際に、気を補う「補気剤」や気の巡りを正す「疏肝理気剤」などを用いることで、無気力症を改善することは可能です。ただ残念ながら、こうした「気」の概念のようなことを理解してくれる労働環境は、なかなかないのが実情です。

　体や心を動かすために必要な気の不足（気虚）が疑われるケースでは、精神的にも落ち込みやすかったり、常に不安感に襲われたりすることが多いもの。そして、気の流れの停滞（気滞）が疑われる場合には、精神的なイライラをともない、お腹が張ったり、歯ぎしりが起きたり、ため息ばかりつくような状態が起こります。同じ無気力症で、気が原因だったとしても、「不足」と「停滞」では別の対応が求められることを理解しておきましょう。

　また、漢方薬を飲みさえすれば解決するということではなく、無気力に至った「原因」を追究する必要があります。ストレス、過労など、生活や仕事にそもそもの要因がある場合、休んで心身が回復しても、再びその現場に戻ると、また同じ症状を繰り返してしまう可能性があります。休息と漢方薬で気力が戻ったら解決ではなく、復帰後の生活や仕事のスタイルを変えたり、カウンセリングを定期的に受けたり、無気力の原因となったものの見直しと、心身のケアを継続することが大事です。

メンタル疾患

肥満・痩身

　肥満は、①過食による肥満、②運動不足による肥満、③消化能力の低下や脂肪組織の代謝異常による肥満、④ストレスや更年期によるホルモンのアンバランスによる肥満、の4つに大別できます。

　①は、脂肪とともに筋肉の量も多く、暴飲暴食ができてしまう固太りのタイプ。こちらは「実証」タイプの肥満である場合が多いです。

　一方で③は、代謝や消化能力が弱い「脾虚（ひきょ）」タイプの人に多く、筋肉が少なく、ぽっちゃりタイプであることが特徴。代謝が悪いと水分の停滞が起こり、浮腫が生じて肥満状態を作り出してしまいます。いわゆる「食べていないのに太ってしまう」タイプです。

　また、ストレスや更年期などの影響でホルモンのバランスが崩れると、女性ホルモンが減少して、脳下垂体が卵巣刺激ホルモンを分泌します。その際、視床下部にある食欲中枢にも作用するため摂食が盛んになります。こうした④タイプの肥満は「肝鬱気滞（かんうつきたい）」の病態である場合が多いので、気を巡らせて肝鬱を改善する漢方薬を用いて対応していきます。

　①と②に関しては、生活習慣の改善を指導する必要性もあります。

　また、肥満とは逆に、「しっかりと食べても太れない」という痩身のお悩みもあります。これは主に「脾」の働きが悪く、飲食物からの栄養吸収が不十分で、血肉が付きにくいことから起こる「病態」としてとらえます。

肥満

　肥満への対応は、そのメカニズムを「実証」と「虚証」の2つのタイプに分けて考えるとよいでしょう。実証系の肥満は「食べすぎ、排泄が滞る」という特徴が顕著です。実証の人には、食欲が旺盛で元気もあるが、どうしても排泄が苦手という特徴が見られます。うまく排泄できないため、体内に脂肪や不要物が蓄積して太るのです。このタイプは、いかにして排泄をよくするかがポイントになります。

　一方で、虚証系の肥満は「そんなに食べていないのに太る」という、なんだか残念な太り方です。このタイプでは、まず「不足している栄養分は何か？」を見極め、その不足を補うための対処をすることで改善に向かいます。

肥満　＋	● 便秘 ● 食欲過多 ● ほてり ● 赤い吹き出物	⇒　三焦実熱証タイプ _{さんしょうじつねつ}
症状が起きる理由	実証の肥満で、基本的に食欲が旺盛で過食気味だが、便秘がちで体内に飲食物の不要物が溜まってしまう体質が原因。悪いものが体から出ていかないために「臓毒症」という病態が作られ、高血圧や高コレステロール血症などの生活習慣病につながる。	
対処法	・下剤を用いて便秘を改善するとともに、発汗解表を行って体内にこもった熱毒を排泄する漢方薬を用いる。 ・暴飲暴食をやめ、適度な運動をするなど、生活習慣の改善も欠かせない。	
用いる漢方薬	防風通聖散 _{ぼうふうつうしょうさん}	

肥満・痩身

肥満 ＋	●むくみ ●疲労感 ●多汗 ●関節痛	⇒ 気虚風湿証タイプ

症状が起きる理由	虚証の肥満で、気が不足しているため血や水（津液）といった栄養成分の流れが滞り、むくみが生まれ、いわゆる「水太り」の状態が生じる。「たくさん食べていないのに太る」という、胃腸系が弱い人に多く見られる肥満。
対処法	・脾が作る気の量が減っているので、脾の機能改善が主なポイントになる。 ・気を補いながら利水作用を改善して巡りをよくする漢方薬を服用し、むくみを取り除く。体内のバランスを調整することで痩身につなげる。 ・このタイプは無理に運動をすると余計に気を消耗してしまうので、過度な運動や食事制限は避ける。
用いる漢方薬	**防已黄耆湯**

**生活養生の
ポイント**

暴飲暴食がある場合は、数日間は腹六分目くらいの食生活を徹底しましょう。また、むくみが出ている場合は、適度な運動も必要です。実証・虚証いずれのケースでも、1日7時間程度の睡眠をしっかり取ってください。生活のリズムが整うだけでも、自然と痩せていきます。

痩身

　痩身は、気・血・水という体内の栄養成分の不足により起こると考えられます。気虚、血虚、陰虚それぞれのタイプで起こる痩身がありますが、いずれも不足している成分を補う漢方薬で対応が可能です。

痩身　＋	● 疲労倦怠感 ● 虚弱体質 ● 食欲不振	⇒ 脾気虚証タイプ
症状が起きる理由	脾の働きが弱まり、摂取した飲食物から気を作ることができず、栄養が不足して痩せてしまう状態。食欲がなく、気の不足による疲労倦怠感が見られるのも特徴。	
対処法	・脾の働きを改善させる漢方薬が有効で、ファーストチョイスは四君子湯。 ・内臓の下垂（胃下垂や脱肛、子宮脱など）が起きている場合…補中益気湯 ・慢性の軟便や下痢が続いている場合…参苓白朮散 ・食事は消化のよいものを無理せずに腹八分で摂るようにする。	
用いる漢方薬	四君子湯、補中益気湯、参苓白朮散	

痩身　＋	● 口渇 ● 体のほてり ● 寝汗 ● シワが増える	⇒ 腎陰虚証タイプ
症状が起きる理由	主に加齢を原因とする腎陰虚により体液量が減少すること痩せてしまう。全身の乾きによる熱感を訴えるのが特徴で、皮膚に潤いがなく、乾燥によりシワが増えている。	

肥満・痩身

対処法	・腎陰虚を改善させる漢方薬が有効で、ベースの処方は六味丸。 ・目の不調や貧血症状など、肝の失調を同時に訴える場合…杞菊地黄丸（肝腎陰虚を改善） ・不眠（夜更かしも含む）や房事過多（性交渉のしすぎ）は腎陰虚を増悪させるので該当する場合は注意。
用いる漢方薬	**六味丸、杞菊地黄丸** <small>ろくみがん　こぎくじおうがん</small>

痩身　＋	●体力低下 ●手足の冷え ●貧血症状（めまい・立ちくらみ）	⇒ **気血 両 虚証タイプ** <small>き けつりょうきょ</small>

症状が起きる理由	主に慢性病や消耗性の疾患などで気血の両方が不足してしまい、痩身に至っている。
対処法	・気血を同時に補うことのできる、十全大補湯や帰脾湯が適する。 ・消耗が甚だしい場合…十全大補湯 ・夜間の不眠や不安感、食欲不振等を訴える場合…帰脾湯 ・十分な休息が何より必要。
用いる漢方薬	**十全大補湯、帰脾湯** <small>じゅうぜんだいほとう　きひとう</small>

**生活養生の
ポイント**

脾が弱っている場合は、植物性で消化のよいタンパク質（豆腐など）を中心に、野菜などと一緒にバランスよく摂ることが大切。無理に高カロリーのものを摂るのはやめましょう。消化吸収できなければ逆効果です。摂取したものを体の血肉とするためには、できるだけ天然物での栄養補給が望ましく、サプリメントや健康食品は補助的に用いるのがおすすめです。

肥満と痩身、実は原因は同じ?

　肥満を引き起こすのは「脾」の機能失調、痩身（体重が増えない、減ってしまう）を引き起こすのも「脾」の機能失調……あれ?　どちらも「脾の機能失調」なの?　と思われたかもしれません。そう、実は根本原因は同じなのです。

　脾の機能失調（機能低下）は「脾虚」といい、脾の持つエネルギーが不足して、正常な働きができなくなった状態を指します。脾は、飲食物を口から摂り入れ、消化・吸収し、排泄するまでの消化器系をコントロールする臓腑です。ですから、この脾が調子を崩すと消化から排泄の過程にも不具合が生じてしまいます。

　脾の機能が低下して、上手に消化されなかったものが体に必要以上に定着したり、水分が胃内に停滞して浮腫（むくみ）が生じてしまったりすることで体重増加（＝肥満）の状態になります。また、脾の機能が低下して、必要な栄養をうまく吸収して体に行き渡らせられない、うまく消化できずに下痢・軟便を繰り返して体重が増えない（落ちる）ことで、ネガティブな意味での痩身につながってしまうわけです。

　つまり、肥満対策でも痩身対策でも、「脾の働きを改善する」というまったく同じ方法で解決できるということです。この、一見真逆とも思えるお悩みが同じ対策で解決できるというのは、東洋医学の面白い考え方であるとともに、その本質でもあります。

　とはいえ、肥満や痩身の原因は「脾の機能失調」だけではありません。このコラムでお話ししている肥満は「脾虚による消化の不備や消化器系の水分代謝の問題によるむくみ」が原因のもの。食べすぎや排泄の滞りによる実証の肥満の場合は対応が異なり、防風通聖散が用いられます（肥満の漢方なら防風通聖散というイメージが独り歩きしているきらいがありますが、「肥満＝○○湯」「肥満＝○○散」などと思い込んでいると対応を誤るので注意しましょう）。

　肥満や痩身の原因をしっかりと見定めた上で適する漢方薬を選択する必要があること、そして一見真逆のお悩みの解決法が同一であることは東洋医学の治療でよく起こりうるということを、ぜひ覚えておいてください。

呼吸器疾患

東洋医学では、呼吸器は五臓の中でも「肺」との関係が非常に深いと考えられています。

五臓における肺は、皮膚、粘膜（鼻、喉）、気管支、咽頭部など呼吸に関わる部位を統括すると考えられており、喘息や気管支炎などの咳をともなう疾患や呼吸器の失調は、「肺の失調」ととらえます。

例えば咳症状の場合、西洋薬では咳そのものを抑えるアプローチをしますが、漢方薬によるケアでは、寒邪や熱邪、燥邪、湿邪といった咳を引き起こす外邪それぞれに対策を行うなど、肺の正常な機能を保つためのアプローチが中心となります。

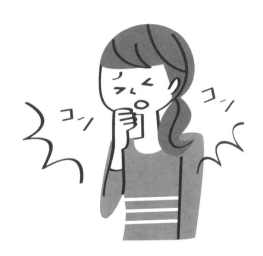

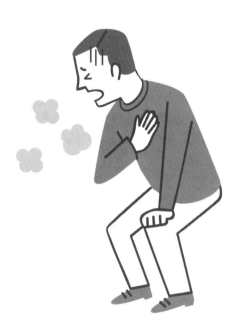

咳

　咳は、細菌やウイルス、アレルゲンなどの異物が体内に入り込まないように、外へ排出する体の防衛反応の一つです。咳をすることで、異物や刺激成分の体内への侵入や停滞を防いでいるわけです。こうした物理的な刺激で起こる咳の他に、冷えや熱といった外邪によって肺の機能が低下したり故障したりして起こる咳もあります。「肺寒（肺への寒邪の侵入）」や「肺熱（肺への熱邪や燥邪の侵入）」などがそれにあたります。

　また、ストレスなど自律神経の失調によって起こる咳もあります。体の防衛反応とは無関係に止まらなくなるような咳は、根本治療が必要です。

　過度な咳症状は、喉の炎症や体力の消耗、眠りが妨げられることによる睡眠不足など、さらなる不調につながる可能性があるため注意が必要です。西洋医学では感冒などによる咳、喘息、気管支炎などと病名が複数ありますが、東洋医学ではそうした区別はせずに証で判断し、基本的に同じ漢方薬で対応します。

咳　＋	● 口渇 ● 熱感	⇒ 　風熱犯肺証タイプ
症状が起きる理由	風熱（風邪＋熱邪）が肺を侵し、その結果、乾いた激しい咳が出る。	
対処法	・肺に侵入した風熱を除去するために、清熱効果を持った鎮咳薬を選ぶ。 ・ファーストチョイスは五虎湯だが、体の冷えが強いときには使用しない（冷えが強いのは風寒証タイプなので、麻黄湯や小青竜湯が適する）。	
用いる漢方薬	**五虎湯**	

呼吸器疾患

咳　＋	● 悪寒と発熱が同時に起きる ● 無汗 ● 体力は比較的ある	⇒　風寒証タイプ <small>ふうかん</small>

症状が起きる理由	風寒（風邪＋寒邪）が肺を侵している病態。悪寒があり、透明な鼻水や痰が出る、汗をかいていないといった特徴が見られる。
対処法	• 肺に侵入した風寒の邪を除去するために、辛温解表の効果を持つ漢方薬を用いる。体を温かくして発汗を促すのもよい。 • 辛温解表剤は、体力を消耗していない初期の段階で使うことを心がける。 • 筋肉痛や腰痛などを訴える場合…麻黄湯 • 透明な鼻水や痰が多い場合…小青竜湯
用いる漢方薬	**麻黄湯、小青竜湯** <small>ま おうとう　　しょうせいりゅうとう</small>

咳　＋	● 空咳 ● しわがれ声 ● 口渇 ● 切れない痰	⇒　肺胃陰虚証タイプ <small>はい い いんきょ</small>

症状が起きる理由	肺への燥邪の侵入や、消耗性疾患（長期の発熱など）、加齢にともなう陰液の不足などにより、肺に陰虚が起こっている状態。空咳が続き、口渇、皮膚や粘膜の乾燥を強く訴えるのが特徴。舌先が赤く変色するのも肺陰虚の特徴なので、覚えておくとよい。
対処法	• 肺の陰を補う漢方薬を用いる。 • 胃にも陰虚が起きていて、胃もたれや胃部に熱感がある場合…麦門冬湯 • 神経質でイライラをともなう場合…滋陰至宝湯
用いる漢方薬	**麦門冬湯、滋陰至宝湯** <small>ばくもんどうとう　　じ いん し ほうとう</small>

咳　＋	● 喉の異物感 ● 痰が多い	⇒ **痰気鬱結証タイプ** <small>たん き うっけつ</small>

症状が起きる理由	精神的に負荷のかかることがあると喉に異物感を覚え、やたらと咳払いが起こるのが特徴。緊張で増悪するなど自律神経系の咳が多い。もともとストレスにより胃部に水滞があったところに、噴門（胃の入り口部分）や幽門（胃が十二指腸に接する部分）に、さらに強いストレスによる痙攣が生じ、水滞から生じた痰が喉のあたりまで上がるためとされる。
対処法	・気を巡らせ、停滞した水滞が生んだ痰を除去して咳を止める漢方薬を用いる。 ・アロマやハーブなどで停滞した気持ちをリラックスさせるのもよい。
用いる漢方薬	<small>はん げ こうぼくとう</small> **半夏厚朴湯**

生活養生の
ポイント

肺の機能低下の原因をきちんと特定することが大切です。肺の陰虚のような炎症性の原因なら、ユリネや白キクラゲ、白ゴマ、ナシなど「白食材」で肺を潤すとよいでしょう。痰が多い場合は、味の濃いもの、アルコール、脂物などの摂りすぎや過食が原因と考えられるので、そうした食生活を整えることも重要です。

呼吸器疾患

咽頭炎

　咽頭炎は、様々な原因で咽頭に炎症が起こり、腫れが起こったものです。主な原因を東洋医学的にとらえると、ウイルスや細菌感染（東洋医学では風邪と定義）、寒邪、湿邪、熱邪、燥邪などの六淫が関与しているケースが多く見られ、大半が急性の症状となります。

咽頭炎　＋	●化膿性の痰 ●急性の喉の痛み	⇒　痰湿証タイプ
症状が起きる理由	痰湿と呼ばれる、体内に停滞した毒素により引き起こされた咽頭炎で、化膿をともなう炎症を起こす場合もある。	
対処法	・抗炎症作用と排膿作用を持つ漢方薬を用いる。ファーストチョイスは桔梗湯でよいが、症状次第では他の漢方薬との併用も効果的。 ・全身または咽頭部に発熱をともなう場合…桔梗石膏（より消炎解熱作用が高い） ・感冒症状がある場合…桔梗石膏＋葛根湯、桔梗石膏＋小柴胡湯など	
用いる漢方薬	桔梗湯、桔梗石膏、葛根湯、小柴胡湯	

咽頭炎　＋	●口渇 ●しわがれ声 ●空咳	⇒　肺陰虚証タイプ
症状が起きる理由	肺の陰虚が主原因となって、乾燥、渇きによる喉の炎症を訴える。	
対処法	・肺の陰虚に対して、補陰の漢方薬で改善させて咽頭を潤すアプローチが有効。 ・補陰の効果がある「白食材（白キクラゲ、白ゴマ、ユリネ、豆腐など）」を食生活に取り入れる。 ・加齢による陰虚で咽頭炎を繰り返している場合は、さらに補腎薬（六味丸、杞菊地黄丸など）を合わせるなど中長期的な対応が必要となる。	
用いる漢方薬	麦門冬湯、六味丸、杞菊地黄丸	

咽頭炎　＋	● 喉の痛み ● 喉のイガイガ感、灼熱感 ● 発熱 ● 頭痛	⇒	風熱犯肺証タイプ ふうねつはんはい

症状が起きる理由	外的刺激としての風邪（菌・ウイルスも含む）や熱邪によって咽頭炎が起きている状態。
対処法	・清熱と解表をしながら、風熱の邪を除去する漢方薬が有効。 ・悪寒がないごく初期の状況であれば銀翹散を使用。 ・銀翹散は清熱効果が高い漢方薬なので、強い悪寒などがある場合は使用をひかえ、甘草湯（甘草のみの漢方薬）でうがいをするとよい。
用いる漢方薬	銀翹散、甘草湯

生活養生のポイント

喉の炎症が起きているときには、香辛料や熱い飲食物を摂るのはひかえましょう。炎症が悪化します。清熱効果を持ったダイコン、カリン、ユズ、緑茶、はちみつ、ナシなどを摂るのもよいですね。

呼吸困難

発症のメカニズム

　呼吸をつかさどる第一の五臓は「肺」です。したがって、不調があるときは肺機能の改善をまず考えますが、精神的な抑うつを感じている場合に起こる呼吸困難症や、心機能の低下などが隠れているケースもあるので注意が必要です。

　また、呼吸機能は肺だけではなく「腎」もそのコントロールを行っていることから、腎虚が根底原因にある可能性も覚えておくとよいでしょう。

呼吸困難 ＋	●ほてり ●むくみ ●尿トラブル ●肌の乾燥	⇒ 肺腎陰虚証タイプ
症状が起きる理由	呼吸を行う肺は、それをコントロールする腎の働きと連動している。そのため、加齢で腎の機能が低下したり、肺に疾患が生じてその機能が低下したりすると、呼吸困難が起こる。	
対処法	・肺や腎の機能を回復させる漢方薬を用いる。 ・味麦地黄丸（八仙丸）は、肺腎の両方の機能をケアできる優れた処方。 ・味麦地黄丸が入手できない場合は、生脈散（麦味参顆粒）＋補腎薬（六味丸など）の組み合わせで代用することも可能。	
用いる漢方薬	味麦地黄丸・八仙丸、生脈散・麦味参顆粒	

呼吸困難 ＋	●気持ちの落ち込み ●安静時の呼吸困難 ●イライラ ●胃腸障害（食欲不振） ●頭痛	⇒ 気鬱証タイプ

症状が起きる理由	精神的に抑うつが見られ、気の巡りが停滞することで呼吸困難の症状があらわれる。軽度のうつ症の人に多く見られ、息を深く吸えず、安静時でも苦しさを感じるのが特徴。
対処法	・理気作用で気を巡らせて改善させる漢方薬を選択する。 ・気分の落ち込みやイライラが激しいときは、アロマやハーブなどを用いたり、柑橘系の果物を食べたり香りを嗅いだりするのも有効。 ・体力の落ち込みや胃腸虚弱を感じる場合…香蘇散 ・喉に異物感がある場合…半夏厚朴湯
用いる漢方薬	**香蘇散、半夏厚朴湯**

呼吸困難　＋	●胸痛 ●高血圧 ●高コレステロール血症	⇒　**瘀血証による心臓機能障害タイプ**

症状が起きる理由	瘀血により血管内の血液循環が滞り、心臓の機能にトラブルが生じることで、胸痛や呼吸困難が引き起こされる。
対処法	・冠元顆粒（瘀血を改善して血液循環を正す）と生脈散（心肺機能を改善させる）の組み合わせで、心臓と肺の機能を合わせて改善することが期待できる。 ・冠元顆粒＋生脈散（麦味参顆粒）の組み合わせは、慢性心臓病などを持っている人の呼吸困難に有効なケースが多い。
用いる漢方薬	**冠元顆粒、生脈散・麦味参顆粒**

生活養生のポイント

心肺機能の低下予防には、日ごろからの運動が有効です。軽いウォーキングや階段を使っての移動などでもかまいません。気持ちよく体を動かすことは、メンタルに起因する呼吸困難の改善にもつながります。

呼吸器疾患

西洋医学&東洋医学で呼吸困難を改善

　東洋医学では、呼吸をつかさどる「肺」の機能はメンタルと深く関係しているとされています。感情や性格を示す「五志」（怒、喜、思、悲（憂）、恐（驚））というものがあり、それぞれ五臓（肝、心、脾、肺、腎）と深いかかわりがあると考えられています。肺と連動しているとされるのは、悲の感情です。

　大きな悲しみを受けたとき、涙が止まらないほど強いショックを受けたときに、呼吸ができなくなるようなパニック状態に陥ったという経験をお持ちの方は少なくないと思います。こうした深い悲しみの感情は肺の気（エネルギー）を消耗させ、肺の機能やバランスを崩し、呼吸の不調を生んでしまうと考えられています。本書で解説した呼吸困難の中では「気鬱証タイプ」が該当しますが、メンタルと連動した呼吸困難は慢性的なパニック症などを引き起こす可能性もあり、注意が必要です。

　呼吸困難の治療では、西洋医学と東洋医学の治療法を併用することが少なくありません。上記のような呼吸困難では、西洋医学の治療よりも漢方薬の使用で改善するケースも多々あります。また、慢性病や加齢による呼吸器の機能不全により起こる呼吸困難の場合は西洋医学的な治療が欠かせませんが、漢方薬でも肺とその機能をコントロールする「腎」の両方をケアすることができます。西洋医学と東洋医学のどちらが優れている、適しているというよりも、西洋医学的な治療に漢方薬を併用することで互いを補い合い、回復をスムーズにしたり、生活の質の向上につなげるという考え方です。

　現在（2020年）、世界中で猛威を振るう新型コロナウイルスにおいても、中国では肺炎による呼吸困難に西洋医学的な治療と組み合わせて漢方薬を用い、患者さんの良好な予後を作り出したという報告が出ています。東洋医学の本場である中国では、やはりこうした考え方が上手に生かされているなと感じます。

婦人病

　女性に多い婦人病としては、冷え症や低血圧、PMS（月経前症候群）や月経の不調などが挙げられます。これらの根底には、いずれも気血の生成や循環の失調があります。女性は月経があることから、もともと男性よりも貧血（血虚）状態に陥りやすく、ここに何らかの要因で「脾」や「肝」の機能失調が加わると、気血の生成や循環がますます悪くなり、その結果、子宮筋腫や子宮内膜症といった様々な慢性婦人病へとつながっていきます。

　婦人病は、実証よりも虚証に傾く失調が多いです。自分の体のどこに異常が起きているのかを把握した上で、そこに手の届く漢方薬の使用や生活養生を続けることで改善を目指します。

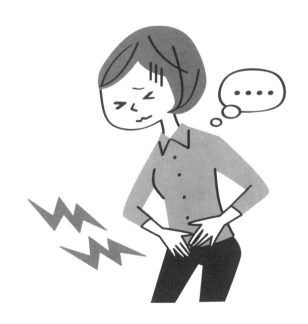

月経不順

　女性の月経周期は28日を中心として、前後7日以上の異常が3回以上続くと「月経不順」と診断されます。

　月経不順の原因は多岐にわたりますが、東洋医学では、周期が短くなる「月経先期」、周期が長くなる「月経後期」、周期が安定しない「月経不安定」に大別して考えます。そして、それぞれの主な原因について、月経先期は瘀血（おけつ）と気虚（ききょ）、月経後期は血虚（けっきょ）、月経不安定は気滞（きたい）と腎虚（じんきょ）と分類できます。それぞれの状態を原因別に見ていくことで、改善への道を探ります。

月経不順 （周期が短くなる／月経先期）　＋	● 頭痛 ● めまい ● 月経痛 ● あざができやすい ● むくみ	⇒　瘀血（おけつ）証タイプ
症状が起きる理由	運動不足や睡眠不足といった生活習慣の乱れから瘀血となり、それが原因となって月経先期となるタイプ。血の流れが停滞することで体内を滋養できず、月経周期のバランスが乱れてしまう。出血傾向が起こることで月経の周期が早まる。	
対処法	・瘀血に加えてむくみ（水分代謝の低下）を感じる場合…桂枝茯苓丸 ・便秘が強く、実証タイプ…桃核承気湯 ・血虚がベースにあり瘀血を引き起こしている場合…温経湯（補血と駆瘀血を両立できる）	
用いる漢方薬	桂枝茯苓丸（けいしぶくりょうがん）、桃核承気湯（とうかくじょうきとう）、温経湯（うんけいとう）	

月経不順 （周期が短くなる／月経先期）　＋	● 疲労倦怠感 ● 食欲不振 ● 無気力	⇒　気虚（ききょ）証タイプ

症状が起きる理由	気虚が原因となって月経先期が起こるタイプ。気の統血作用（血液を体内に留める力）が弱まった結果、月経周期が早くなる。疲労感を強く訴える特徴がある。
対処法	・先天的な虚弱（気虚）があり、強い疲労感を訴える場合…補中益気湯 ・不安や不眠などの症状を訴える場合…帰脾湯 ・気虚に加えて、めまい、立ちくらみなどの血虚症状がある場合…十全大補湯
用いる漢方薬	補中益気湯、帰脾湯、十全大補湯 <small>ほ ちゅうえっ き とう　　き ひ とう　　じゅうぜんだい ほ とう</small>

月経不順
（周期が長くなる／月経後期） ＋

- 頭痛
- めまい
- 月経痛
- あざができやすい
- むくみ

⇒ **血虚証タイプ**
<small>けっきょ</small>

症状が起きる理由	血虚が原因になって月経不順が起きるタイプ。体内の血の絶対量が不足しているため、月経を起こすまでの時間が長引いてしまう。めまいや立ちくらみなどの貧血症状をともなうのが特徴。
対処法	・血虚処方のベースとなる四物湯の加減処方（四物湯をベースにいくつかの生薬をプラスした処方）を使うのが一般的。 ・血虚に加え、体内の水分代謝も滞ってむくみがある場合…当帰芍薬散 ・胃腸系に問題がなく、血虚の症状が強い（出産や出血などの後天的な要因も含む）場合…婦宝当帰膠（当帰の含有量が圧倒的に多い） ・瘀血をともなう場合…温経湯 ・気滞が生じており、イライラをともなう場合…女神散
用いる漢方薬	当帰芍薬散、婦宝当帰膠、温経湯、女神散 <small>とう き しゃくやくさん　　ふ ほうとう き こう　　うんけいとう　　にょしんさん</small>

月経不順
（周期が安定しない／月経不安定） ＋

- 下肢のだるさ
- 腰痛
- 尿トラブル（頻尿・乏尿）
- むくみ

⇒ **腎虚証タイプ**
<small>じんきょ</small>

症状が起きる理由	主に加齢が原因で、ホルモン分泌に関係が深いとされる腎の虚弱により、月経周期が安定しなくなる。下肢のだるさや尿トラブルといった腎虚症状をともなうのが特徴。
対処法	・使用者のタイプに合った補腎薬を用いるのが基本。 ・ほてりや渇き、熱感をともなう腎陰虚タイプ…六味丸 ・足裏のほてりなどが強く、熱感で夜間に目が覚めてしまう場合…天王補心丹、知柏地黄丸（補陰する力と清虚熱の働きが強い） ・体の冷えが強い腎陽虚タイプ…八味地黄丸 ・胃腸系が弱く、八味地黄丸の地黄で胃腸障害が出てしまう場合…参馬補腎丸
用いる漢方薬	**六味丸、天王補心丹（丸）、知柏地黄丸、八味地黄丸、参馬補腎丸**

月経不順 （周期が安定しない／月経不安定）	＋	●重度のPMS（月経前症候群） ●イライラ　●肩こり ●歯ぎしり	⇒	**肝鬱気滞証タイプ**

症状が起きる理由	主にストレスが原因で肝へ負荷がかかり、肝鬱気滞の病態が生じて、気の巡りが妨げられた結果、月経の不順が起きている。精神の不安定や特にPMSを強く訴えるのが気滞の特徴。
対処法	・理気作用を中心に、肝の疏泄作用を改善（疏肝作用）する漢方薬を用いる。ファーストチョイスは逍遙散。 ・脇腹や腹部に痛みや張りを感じる場合…四逆散 ・ホットフラッシュのようなのぼせを感じる場合…加味逍遙散（清熱作用） ・体力があり、イライラが強く、便秘がある実証タイプ…柴胡加竜骨牡蠣湯 ・動悸や寝汗などを強く感じて不眠傾向の場合…柴胡桂枝乾姜湯
用いる漢方薬	**逍遙散、四逆散、加味逍遙散、柴胡加竜骨牡蠣湯、柴胡桂枝乾姜湯**

**生活養生の
ポイント**

月経周期が短い・長いなど傾向が一定の場合は証を見分けやすいのですが、短かったり長かったりと周期が不安定な場合は更年期などの加齢にともなう要因や、ストレス、栄養不足なども絡んでくるため、なかなか難しいものです。いずれにせよ、足りないものを補い、体の消耗を最小限に抑えるための早寝早起き、食事や生活習慣の見直しなど毎日の生活を安定させることが大事です。

月経痛

発症のメカニズム

　東洋医学には、「不通則痛（通らざれば、すなわち痛む）」という言葉があります。月経痛の場合もこの言葉の通り、血の巡りが停滞した瘀血体質が根底にあり、痛みが生じると考えられています。痛みだけでなく、経血の増加、レバー状の塊が増える、悪心、貧血、頭痛、腰痛などが合わせて起こることがあります。

　月経痛は、気血水の栄養成分の不足により起こる「虚証タイプ」と、気血水の流れが滞ってしまう「実証タイプ」に分けて対処法を考えます。

月経痛　＋	● 貧血症状（めまい・立ちくらみ） ● むくみ ● 耳鳴り ● 冷え症	⇒　血虚証タイプ 　　（けっきょ）
症状が起きる理由	根底に血虚がある虚証タイプの月経痛。血が不足することで血液循環に支障が生じ、結果として瘀血体質が生まれ、月経痛が起こる。貧血随伴症状や冷え症を持っているのが特徴。	
対処法	・血虚を改善させる補血剤を用いるのが基本となる。 ・血虚のファーストチョイスは四物湯だが、単体で用いるよりは四物湯をベースとした漢方薬を使うほうが多い。 ・水の代謝に失調がある場合…当帰芍薬散 ・血虚に加えて気虚があり、その結果として瘀血が起きている場合…芎帰調血飲第一加減	
用いる漢方薬	**四物湯、当帰芍薬散、芎帰調血飲第一加減** （しもつとう）　（とうきしゃくやくさん）　（きゅうきちょうけついんだいいちかげん）	

月経痛 ＋	●のぼせ ●むくみ ●月経不順 ●あざができやすい ●その他（便秘、イライラなど）	⇒ 瘀血証タイプ

症状が起きる理由	運動不足、寝不足、慢性病、ストレスなど様々な要因により、体内の血液循環が滞った瘀血が起こり、それにより月経痛が起こっている。
対処法	・瘀血を改善させる駆瘀血剤を使用するとともに、生活習慣にも問題がある場合はそのケアも必須。 ・瘀血＋水滞（むくみ）の場合…桂枝茯苓丸（虚実に関わらず使用可） ・瘀血＋気滞（イライラや精神不安定）の場合…血府逐瘀丸（虚証〜中間証） ・瘀血＋慢性便秘の場合…桃核承気湯（実証）
用いる漢方薬	桂枝茯苓丸、血府逐瘀丸、桃核承気湯

**生活養生の
ポイント**

月経痛の特徴は、主な原因が瘀血であることです。したがって、「その瘀血がなぜ起きているのか？」を特定することが大事。また、駆瘀血剤を使うだけで、瘀血を生んでいる生活習慣をケアしないままでは、根本的な改善は難しくなります。月経痛改善（＝瘀血改善）には、生活習慣の見直しも必須であることを認識しましょう。

子宮筋腫・子宮内膜症

発症のメカニズム

　子宮筋腫はほとんどが良性腫瘍で、東洋医学では「しこり」ととらえます。子宮内膜症も、東洋医学では「しこり」として、子宮筋腫と同じ対策を講じるというのがポイントです。

　これらの疾患の原因は、気の停滞（気滞）、血の停滞（瘀血）、水の停滞（水滞・痰湿）の3つに大きく分類でき、それぞれが長期間存在することでしこりが生じると考えられています。そのため治療法も、気血水それぞれの停滞の解消を進めることが中心になり、いずれの場合も長期間の漢方薬服用が必要となります。

子宮筋腫／子宮内膜症　＋	●イライラ ●気持ちの落ち込み ●月経周期が不安定 ●脇腹や腹部の痛みや張り ●ガスやゲップが増える	⇒　**肝鬱気滞（肝気鬱結）証タイプ**

症状が起きる理由	主にストレスが原因で気の流れが停滞する気滞が、体内で長期間起きていることでしこりが生じる。
対処法	・主にストレスにより肝の疏泄作用が妨げられている状態なので、これを正す疏肝理気の作用を持つ漢方薬を用いる。ファーストチョイスは逍遙散。 ・ホットフラッシュのようなのぼせがある場合…加味逍遙散 ・脇部の張りや腹痛などを訴える場合…四逆散
用いる漢方薬	**逍遙散、加味逍遙散、四逆散**

子宮筋腫／子宮内膜症 ＋	● 月経痛がひどい ● 経血にレバー状の塊が混じる ● 腰痛 ● 痛みを感じたときに下腹部を触ると不快感がある	⇒ 瘀血証タイプ

症状が起きる理由	ストレス、冷え、外傷、打撲、うっ血などを原因とし、体内の血の循環が悪くなり瘀血が生まれた結果、しこりができる。
対処法	・瘀血は、気虚・血虚・痰湿・気滞など慢性体質の集合体として最終的に生じるものなので、瘀血のみをケアすればよいというケースは極めて稀。 ・複合的な病態を改善させられる漢方薬を用いるとともに、生活習慣の乱れを改善することも必須となる。 ・むくみ（瘀血＋水滞）の場合…桂枝茯苓丸 ・ほてりや喉の渇き、皮膚の乾燥（瘀血＋血虚＋陰虚）の場合…温経湯 ・貧血症状や疲労感（瘀血＋血虚＋気虚）の場合…芎帰調血飲第一加減
用いる漢方薬	**桂枝茯苓丸、温経湯、芎帰調血飲第一加減**

子宮筋腫／子宮内膜症 ＋	● 体がだるい ● むくみ ● 経血に粘りがある ● 白いおりものが多く出る ● 痰が多い ● 頭重やめまい ● 嘔気	⇒ 水滞・痰湿証タイプ

症状が起きる理由	脾や腎の働きが弱い、あるいは弱っている人に多く、水分代謝に障害があるために水が停滞してしこりを生む。

対処法	・水の停滞を生んでいるのが脾なのか、腎なのかを見極める必要がある。 ・胃腸障害や嘔気などがある場合は、脾が原因のケースが多い。喉の渇きや小便不利があれば五苓散、食欲不振や嘔気が強い場合は平胃散を使うとよい。 ・腎虚の場合は全身のむくみ、腰痛、下半身のだるさ、尿トラブルが見られ、ほぼ確実に冷えをともなう（水は陰の性質を持つので、水が停滞すると必ず陰が過剰になり陽が不足する腎陽虚を生む）。ファーストチョイスは牛車腎気丸。
用いる漢方薬	**五苓散、平胃散、牛車腎気丸** <small>ごれいさん　へいいさん　ごしゃじんきがん</small>

子宮筋腫・子宮内膜症は、体内の巡りの停滞が原因である場合が多いため、適度な運動やストレスケア、睡眠時間の確保など、生活習慣のベースを整えることが大切です。

婦人病

アレルギー疾患

　アレルギー疾患とは、激しい抗原抗体反応によって起こる全身的または局所的な障害のことです。よく知られているのは、I型アレルギーである花粉症（アレルギー性鼻炎）、アトピー性皮膚炎、気管支喘息、結膜炎、蕁麻疹などです。他にも、リウマチや全身性エリテマトーデス（SLE）などの膠原病や潰瘍性大腸炎、クローン病、糸球体腎炎、橋本病などもアレルギー疾患に含まれます。

　西洋医学では、アレルギー疾患の発症は皮膚粘膜の抵抗力、腸管や胸腺の状態、自律神経のバランスなどとの関係が深いとされています。東洋医学では、皮膚粘膜の機能は「肺」、消化器系、腸管の状態は「脾」、胸腺の状態は内分泌機能をつかさどる「腎」、自律神経のバランスは「肝」と関係があると考え、これらの臓腑の機能低下を改善させることで、アレルギー疾患の根本治療を目指します。

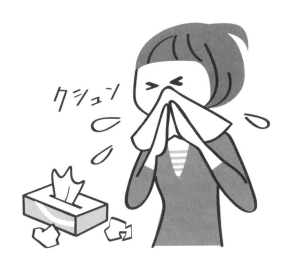

クシュン

鼻炎

「鼻炎」と一口に言っても急性鼻炎、慢性鼻炎、アレルギー性鼻炎、副鼻腔炎など様々な症状と病名があります。しかし東洋医学では、鼻炎は病名ではなく、あくまでも患っている症状から漢方薬を選定します。

まず、急性症状か慢性症状かで分け、さらに症状が強く起きている「症状期」か、症状は落ち着いたが長期間続いている「寛解期」かを見極めます。鼻炎は、鼻の粘膜部を支配している肺の機能低下で起こることが多いので、肺をケアする性質の漢方薬を用いる場合が多いです。

鼻炎　＋	● 急性鼻炎 ● 透明でサラサラした鼻水 ● 無汗 ● 悪寒 ● 透明な尿	⇒　外感風寒証（＋水滞証）タイプ
症状が起きる理由	主に寒邪による刺激が原因で体の水分代謝が乱れ、余剰な水液が体内に停滞することで鼻炎が起きている。	
対処法	・体を温かくして、水分の代謝を改善させる利水効果を持つ漢方薬を用いる。 ・無汗の場合は解表させる（汗をかかせる）漢方薬を用いると有効で、体力的に問題がなければ小青竜湯、消耗がある場合や虚弱な人には苓甘姜味辛夏仁湯を選ぶとよい。 ・すでに汗をかいている場合…桂枝湯	
用いる漢方薬	小青竜湯、苓甘姜味辛夏仁湯、桂枝湯	

鼻炎　＋	● 急性の鼻詰まり ● 粘度が高く、色のついた鼻水が詰まっている ● 熱感（あるいは悪寒） ● 鼻に膿が溜まる	⇒　肺熱盛・風寒証タイプ

症状が起きる理由	熱邪を主な原因とし、体の中の熱毒によって炎症が生じて、鼻詰まりを起こしている。色のついた体液は「熱」の証。
対処法	• 体に発生・停滞している熱毒を清熱する漢方薬を用いて改善させる。ファーストチョイスは鼻淵丸など。 • 入浴後など体が温まったときに鼻詰まりが改善する場合は、寒邪がもともとの原因で、体温上昇時の熱がうまく発散されずに急性の鼻詰まりを形成している可能性がある（風寒証の鼻詰まり）。その場合は、体の寒邪を除去して鼻詰まりを改善させるため、葛根湯加川芎辛夷（風寒を除去しながら鼻詰まりを治す）を使うとよい。
用いる漢方薬	鼻淵丸、葛根湯加川芎辛夷

鼻炎　＋	● 慢性の鼻炎 ● 他のアレルギー症状の併発 ● 感染症にかかりやすい ● 多汗症 ● 疲労倦怠感	⇒　衛気虚証タイプ

症状が起きる理由	肺が弱まり、皮膚や粘膜のバリア機能である衛気が不足することで外邪への抵抗力が低くなり、慢性的な鼻炎が起こる。
対処法	• 不足した衛気を補う漢方薬を継続服用することで、皮膚や粘膜の機能を改善し、粘膜刺激に対する抵抗力を高めて慢性鼻炎の発症を抑える。 • 玉屏風散（衛益顆粒）を用いるとよい。 • 症状がひどい場合（症状期）には、急性鼻炎に用いる漢方薬（小青竜湯、葛根湯加川芎辛夷など）を併用しても問題ない。
用いる漢方薬	玉屏風散・衛益顆粒、小青竜湯、葛根湯加川芎辛夷

鼻炎　＋	● 慢性の鼻詰まり ● 蓄膿症 ● 赤い吹き出物	⇒	肺熱証タイプ （はいねつ）

症状が起きる理由	先天的あるいは後天的（生活習慣などの乱れ）な原因により肺の機能が弱まり、肺の内部で熱制御ができなくなったことで熱邪が盛んになった状態。皮膚や粘膜の炎症とともに、慢性的な蓄膿や鼻詰まりを、季節を問わず訴える。皮膚に炎症性の吹き出物ができるのも特徴。
対処法	・清熱解毒の生薬で肺（皮膚粘膜部）の炎症を抑える。 ・皮膚や粘膜に栄養が行き届かない血虚体質の場合…荊芥連翹湯 ・肺の陰虚により熱が盛んになっている場合…辛夷清肺湯（肺を潤す生薬が配合されている）
用いる漢方薬	**荊芥連翹湯、辛夷清肺湯** （けいがいれんぎょうとう）　（しんいせいはいとう）

生活養生のポイント

鼻水が垂れる、鼻が詰まるなどの症状だけでなく、急性、慢性、寛解期、症状期などの見極めも必要で、状況によって養生法も変わります。大きなポイントとしては、透明な鼻水が垂れているときには温めることが有効、鼻が詰まって熱感だけがある場合は粘膜の清熱が有効、ということです。鼻詰まりの症状が入浴などで改善する場合は、根底に「冷え」があるので間違えないようにしましょう。

アレルギー疾患

「花粉症には小青竜湯」の罠

「花粉症には小青竜湯ですよね」── こうした言葉は患者さんだけではなく、医療関係者からも耳にすることがあります。これは大きな間違いで、どんな漢方薬にも必ず適応する「証」があります。証とは、その人の体質、環境、病気の性質、症状の強さなどの情報をすべて分析した結果、導き出されたもの。例えば、小青竜湯なら「外感風寒証・水飲証」が適応証となります。つまり、漢方薬を使う場合は、「病名」ではなく「証」を見なくてはいけないのです。

「花粉症」と一口に言っても、その症状は十人十色ですよね。鼻水が止まらない人もいれば、鼻詰まりに悩む人もいる。目がかゆくてたまらない、くしゃみが止まらない、という人もいます。「花粉症」と診断されてもまったく同じ症状ではないことは、おわかりいただけると思います。そう、この違いこそが「証」なのです。

透明な鼻水が出るというのは「寒証（冷えの害である寒邪による症状）」で、改善するには温める漢方薬が効果的。それこそ小青竜湯の出番です。一方で、眼の充血や鼻詰まりなどは「熱証（体内から起こった熱による症状）」である場合があり、体の熱を除く清熱剤が必要になってきます。同じ「花粉症」と呼ばれるものに対して、真逆の作用を持つ漢方薬を使うことになるのです。

「更年期障害には加味逍遥散」「生理痛には桂枝茯苓丸」「肥満には防風通聖散」「皮膚炎には十味敗毒湯」……というように特定の疾患名と漢方薬をセットで覚えて、症状や体質を深く見極めずに使ってしまう危険性については、本書の中でたびたびお伝えしていますが、とても重要なことなのです。

病院で医療用漢方薬を処方されることもあると思いますが、「病名＝〇〇湯」という選定の仕方をしている医療機関も少なからずあります。しかし、適応証の重要性を知ると、そのような選定方法には危険があると認識していただけるのではないでしょうか。

東洋医学には、「同病異治（同じ病気でも治し方が異なる）」や「異病同治（異なる病気でも同じ治療法）」といった言葉があります。漢方薬を選ぶ際には、必ず心に留めておいていただきたい考え方です。

アトピー性皮膚炎

発症のメカニズム

　アトピー性皮膚炎は、東洋医学においても非常に治療の難しい疾患の一つです。疾患が起きている原因が一つではなく、複数の病態が混ざり合っているというのがその理由です。

　皮膚症状の疾患では、「肺」の失調を考えるのがセオリーですが、ここに「脾虚」のような別の病態が絡んでいたり、「気滞」「瘀血」「水滞」といった栄養成分の滞りが加わったりすることで、より対処が難解になります。

　漢方の知識にある程度の自信がつくまでは、皮膚疾患を得意とする専門家に実際に教えを請うなどするのが無難です。それほど難しい疾患であることを、まずは認識しましょう。

アトピー性皮膚炎　＋	● かゆみ ● 熱感	⇒　**実熱証タイプ**
症状が起きる理由	原因は多岐にわたるが、皮膚炎による熱感やかゆみが強く発症しているケース。皮膚炎のかゆみは耐え難く、患部を掻き壊してしまうと皮膚の状態がどんどん増悪する。	
対処法	・掻き壊しによる悪化を防ぐために、まず石膏や黄連などの強力な清熱薬を配合した漢方薬でかゆみを抑える。 ・皮膚の乾燥が強い場合は、外部からの保湿なども必要。 ・高熱や発汗が続き、津液不足による皮膚の乾燥・炎症が起きている場合…白虎加人参湯 ・強いかゆみ、炎症、乾燥とともに、ジュクジュクした水疱や湿潤もある場合…消風散 ・皮膚や粘膜の充血やイライラも見られる実証タイプ…黄連解毒湯 ・皮膚や粘膜の充血やイライラも見られるが、虚証（特に血虚）がある場合…温清飲	
用いる漢方薬	びゃっこ か にんじんとう　しょうふうさん　おうれん げ どくとう　うんせいいん **白虎加人参湯、消風散、黄連解毒湯、温清飲**	

アトピー性皮膚炎　＋	● かゆみ ● 貧血症状（めまい・立ちくらみ） ● 乾燥肌 ● 湿疹	⇒　皮膚血虚風燥証タイプ _{ひ ふ けっきょふうそう}

症状が起きる理由	血虚により皮膚への栄養補給が途絶えていることから、乾燥や強いかゆみ、炎症が起こる。
対処法	・血虚に対して補血、活血をしながら、かゆみの原因となる風邪を除去することができる当帰飲子を用いる。
用いる漢方薬	**当帰飲子** _{とう き いん し}

アトピー性皮膚炎　＋	● かゆみ ● 熱感 ● 胃腸虚弱 ● 嘔気	⇒　脾胃気虚兼痰湿証タイプ _{ひ い き きょけんたんしつ}

症状が起きる理由	脾の機能が虚していると、飲食物からの栄養生成がうまくいかなくなる。気血の生成が不足し、皮膚への栄養供給が滞ることで皮膚疾患が増悪する。また、生活習慣の乱れにより体内に痰湿が停滞して症状が起きるケースも、現代人には多い。
対処法	・脾虚を改善する漢方薬（参苓白朮散や補中益気湯など）も有効。 ・生活習慣の乱れによる痰湿の停滞の場合は、脾虚＋痰湿を改善する六君子湯などを長期的に服用して体質を改善していく場合もある。
用いる漢方薬	**参 苓 白 朮 散、補 中 益気湯、六君子湯** _{じんりょうびゃくじゅつさん　ほ ちゅうえっ き とう　りっくん し とう}

**生活養生の
ポイント**

アトピー性皮膚炎には、「これを使えば治る」という特効薬は存在しません。ほとんどの場合、長期的な体質改善が必要となります。「体質の改善＝アトピー性皮膚炎の改善」であることを覚えておきましょう。胃腸への負荷が大きい食生活、睡眠不足、運動不足なども増悪因子であることが多いので、該当する場合には生活習慣の改善が欠かせません。

虚弱体質

　東洋医学では体や心を動かす栄養成分として「気・血・水・精（腎で生成される生命力の根源）」の４つの要素を主体に考えます。そして、先天的あるいは加齢や疲労、長期の消耗性疾患等により起こる虚弱体質は、これらの栄養成分の不足が主な原因とされています。

　つまり、気の不足（気虚）、血の不足（血虚）、水の不足（陰虚）、精の不足（腎虚）などで、漢方薬を用いながら、それぞれの体質や病態に応じて不足する栄養成分を補う（補気、補血、補陰、補腎）のが治療法となります。

　さらに、五臓のどの部位にどの栄養成分（気血水）の不足が起きているのか、というところまで考えることができれば、より効果的に治療を進めていくことができるでしょう。

※補腎に関しては「老化現象」の項目で詳しく解説します。

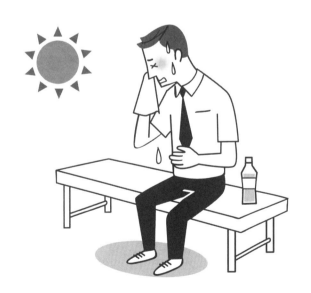

疲労倦怠感

発症のメカニズム

　睡眠を取っているのに、常に体の疲れが取れず、慢性的な疲労感に苛まれている。そうした疲労倦怠感は、東洋医学的に見ると「気虚」「血虚」「水滞（痰湿）」「腎虚」など様々な原因が考えられます。それぞれ疲労感につながる仕組みが異なるため、体質の見極めを正確に行う必要があります。

疲労倦怠感　＋	●食欲不振 ●免疫力の低下 ●無気力 ●内臓下垂	⇒　気虚証タイプ
症状が起きる理由	気を生成する脾や肺の失調により、気の不足で起こる疲労倦怠感。気の不足によって内臓の下垂や気力の減退などが起こる特徴がある。	
対処法	・補気に働く漢方薬を使うのが鉄則で、肺と脾の気を同時に補うことができる補中益気湯がファーストチョイス。 ・体のだるさをともない、（胃部を中心として全身に）水滞（痰湿）がある場合…六君子湯（水滞を取り除く力を持つ） ・体の乾きを訴える気虚（気陰両虚）タイプ…生脈散（麦味参顆粒）	
用いる漢方薬	補中益気湯、六君子湯、生脈散・麦味参顆粒	

疲労倦怠感　＋	●貧血症状（めまい・立ちくらみ） ●月経不順 ●むくみ ●冷え症	⇒　血虚証タイプ
症状が起きる理由	造血能力の低下（先天的なものも含む）、月経や消耗性疾患などにより、血の不足が起きて栄養が行きわたらなくなった結果、血虚の体質が生じて慢性疲労を感じるようになる。	

対処法	・血の生成を促して血虚を改善させる漢方薬を用いる。 ・むくみなどが生じる、水滞をともなうタイプの血虚…当帰芍薬散 ・気虚と血虚が同時に起きているタイプで胃腸が弱い場合…帰脾湯 ・気虚と血虚が同時に起きているが胃腸に問題がない場合…婦宝当帰膠（血虚が強い場合）や十全大補湯（気虚が強い場合）
用いる漢方薬	**当帰 芍 薬散、帰脾湯、婦宝当帰膠、 十 全大補湯**

疲労倦怠感 ＋	● 下肢のだるさ ● 腰痛 ● むくみ ● 脱毛 ● 物忘れ ● 尿トラブル	⇒ **腎虚証タイプ**
症状が起きる理由	腎の虚弱により精の供給量を減らしてしまうことで起こる慢性疲労感。加齢や過度の性交渉などで起こる場合が多い。	
対処法	・弱ってしまった腎を補う補腎薬を用いる。 ・ほてり、喉の渇き、皮膚の乾燥をともなう場合…六味丸（陰を補う） ・喘息などの肺の陰虚もある場合…味麦地黄丸（八仙丸） ・目の疲れを訴える場合…杞菊地黄丸 ・体の冷えを強く訴える場合…八味地黄丸 ・胃腸が弱い場合…参馬補腎丸（胃腸を元気にする補腎薬） ・胃腸が弱く、血虚を訴える腎虚の場合…参茸補血丸	
用いる漢方薬	**六味丸、味麦地黄丸・八仙丸、杞菊地黄丸、八味地黄丸、参馬補腎丸、参茸 補血丸**	

虚弱体質

**生活養生の
ポイント**

疲労倦怠感があるときには、無理に運動をする必要はありません。サウナなど多量に発汗するようなこともひかえましょう。まずは良質な睡眠とバランスのよい食生活で、乱れた体の調整を行うことが何よりも求められます。また、栄養ドリンクなどでの回復は逆に消耗を招くので、できる限り摂らないようにしましょう。

夏バテ

発症のメカニズム

　強い疲労感や食欲不振を主訴とする夏バテは、東洋医学では「暑邪による消耗性疾患」と「湿邪による胃腸性疾患」の2つに分類できます。暑邪による消耗については熱によって消耗した気と陰を補うこと、湿邪に弱い胃腸がダメージを受けるケースでは体内（特に胃内）から湿邪を取り除くという治療が有効です。

夏バテ ＋	●動悸 ●体重減少 ●熱中症症状 ●息切れ ●ほてり ●喉の渇き	⇒ 気陰 両 虚証 タイプ
症状が起きる理由	暑邪により体内の気と陰が消耗することで引き起こされる夏バテ。	
対処法	• 消耗した気と陰の両方を補う漢方薬が有効で、ファーストチョイスは体質や年齢、性別問わず広く使用できる生脈散（麦味参顆粒）。 • 高温多湿の日本の夏の湿邪で胃腸障害も起きている場合…清暑益気湯（生脈散に補気健脾薬を多数加えたもの） • 胃腸障害が少なく、疲労感が強い場合…生脈散（即効性が高い）	
用いる漢方薬	生 脈 散・麦味参顆 粒 、清暑益気湯	

夏バテ ＋	● 胃腸の不調（胃もたれ、嘔気、食欲不振） ● 下痢 ● 全身の倦怠感	⇒ （内傷）湿滞証タイプ

症状が起きる理由	高い湿度（湿邪）が脾と胃を侵すことで夏バテを引き起こす。冷たい水分を摂りすぎた場合にも、このタイプの夏バテが起こりやすい。
対処法	・湿邪によって侵された脾胃の機能を改善し、停滞した湿邪を外部に放出する漢方薬を用いるのが有効。 ・様々な湿邪除去の生薬と健脾薬を配合した藿香正気散（勝湿顆粒）がうってつけの処方。
用いる漢方薬	藿香正気散・勝湿顆粒

生活養生のポイント

夏の暑さを避けることは大切ですが、強いエアコンの風にあたったり、屋外と屋内の温度差が大きすぎて体調を崩すこともあるので注意が必要です。室温は27〜28度程度がよいでしょう。また、冷たい飲み物、アイスや氷菓子、生ものなどは、すべて脾や胃に湿邪として停滞します。夏の終わりごろに夏負けする原因となるので、摂りすぎには気をつけましょう。

虚弱体質

成長不全

　子どもの成長不全は、基本的には先天的な「腎虚」が関与しています。腎は生命力の根源である精を作って貯蔵します。精の生成が不足することで、成長が遅くなったり、十分でなくなってしまうのです。

　対策としては、腎の働きをサポートする「補腎」が基本です。飲食物から栄養を摂り入れる脾の働きが弱い（脾虚）子どもも多いですが、その場合は補腎に脾の働きを改善させる処方も組み合わせるのがおすすめです。

成長不全　＋	●手足のほてり ●夜尿症 ●口渇 ●虚弱体質	⇒　**腎虚証タイプ** じんきょ
症状が起きる理由	先天的に腎が弱いため、精が不足して成長に不具合が生じる。また、他の五臓への栄養供給も不足し、それらの働きの低下にもつながる。	
対処法	• 小児の先天的な腎虚には、六味丸がファーストチョイスとなる（六味丸は成長不全の小児のために開発された漢方薬）。 • 六味丸はメーカーによって使用年齢の制限が異なるので、飲み始めるタイミングは記載に準ずること。ただし、基本的には3～4歳から服用しても毒性は特にない。	
用いる漢方薬	**六味丸**（ろくみがん）	

成長不全　＋	● 体の冷え ● 胃腸虚弱 ● 免疫力が低い	⇒　**腎陽虚証＋脾虚証タイプ** じんようきょ　　ひ きょ

症状が起きる理由	腎も脾も弱いというタイプで、現代の子どもに増加傾向。食欲不振や胃腸の不調を訴えたり、偏食やムラ食いの傾向が見られる。
対処法	• 腎と脾の働きを同時に改善できる参馬補腎丸を選ぶとよい。 • 参馬補腎丸がない場合は、六味丸＋四君子湯、六味丸＋補中益気湯というように補脾薬を合わせて使ってもよい。 • 食欲不振が強く元気がない場合…四君子湯、補中益気湯 • 慢性の下痢が続く小児…参苓白朮散 • 慢性腹痛と冷えを訴える場合…小建中湯
用いる漢方薬	**参馬補腎丸、六味丸、四君子湯、補中益気湯、参苓白朮散、小建中湯**

生活養生のポイント

子どものムラ食いや偏食を見ると、つい「しっかり食べなさい！」と注意したくなります。しかし、虚弱体質の場合は、無理に食べさせるよりも、睡眠をしっかりと取ることや、無理のない範囲での運動や体を使う遊びなどで成長を助けてあげてください。

虚弱体質

補腎薬はもともと子どもの薬

東洋医学には「腎は精を蔵す」という言葉があります。精（精気ともいいます）は、人間が生命活動を維持していくのに必要な基本栄養物質のようなもので、腎にはそれを貯蔵する働きがあるとされています。人間の生育や老化は、腎に貯蔵される精の量の影響を受けるという考え方です。

つまり、体内に精が不足しないようにすることが、生育を促進したり、老化を遅らせたりする方法であるということです。この仕組みを科学的に解釈するなら、ホルモンの分泌、生殖能力の維持、歯や骨という器質的な物質の代謝といった働きを、腎がつかさどっているといえるでしょう。

腎の働きを改善したり、補ったりする漢方薬を「補腎薬」と呼びます。日本では、一般的に補腎薬は老化を遅らせ、肉体的なアンチエイジングを期待する漢方薬、すなわち高齢者向きの漢方薬だと考えられています。

しかし、補腎薬のベース処方といわれる「六味丸（六味地黄丸ともいいます）」は、もともと発育の遅れが見られる虚弱体質の小児に用いる漢方薬として作られたといわれます。歯が生えるのが遅い、背が伸びない、言葉を喋らない、髪が生えない、首がすわらないといった乳幼児期の成長不全を意味する「五遅」の状態の改善を目的にしていました。実際に、小児の発育期に六味丸を服用すると、骨や筋肉の発達を促進し、身長の伸びを助けるといわれています。成長ホルモンの分泌を促すといったイメージです。ちなみに、六味丸は効き目が穏やかで、作用のバランスも取れた処方であるため、幼児にも安心して使えます（念のため、服用前に医療機関にご相談ください）。

現在、漢方薬の科学的な分析も進んでおり、六味丸がグレリンと呼ばれる成長ホルモン分泌促進ペプチドに作用することなども次々と明らかになっています。単一ではなく複数の成分が集まった生薬と、その生薬を東洋医学の法則で組み合わせた漢方薬には先人の知恵が詰まっており、未知の力が隠されていることでしょう。

脱毛

発症のメカニズム

　脱毛のメカニズムは、医学的に完全には解明されていません。ただ、東洋医学では「髪は血の余り」といわれ、血が体内に十分にあって循環にも問題がなければ、髪に栄養が行きわたり、髪質改善や脱毛予防につながるとされます。

　それゆえ、漢方薬における脱毛対策は、血液の不足（血虚）、あるいは血行障害（瘀血）の改善を主体としています。また、血を作るために欠かせない「脾（飲食物から血を作る）」や「腎（東洋医学では腎が作る精の一部が血に転化すると考える）」の虚弱も併せて改善していくことが大切です。

脱毛　+	● 髪のぱさつき ● 貧血症状（めまい・立ちくらみ） ● 白髪が増える ● 疲労倦怠感	⇒　血虚証タイプ
症状が起きる理由	髪に栄養を送るための血が不足した血虚タイプ。先天的な血虚のほか、事故や手術などで後天的に血虚を起こす場合もある。	
対処法	・補血できる四物湯（当帰・芍薬・地黄・川芎）をベースとした処方を選択する。 ・水滞もあり浮腫をともなう場合…当帰芍薬散 ・冷えが強く、皮膚の乾燥を訴える場合…温経湯 ・気虚も併発している場合…十全大補湯	
用いる漢方薬	当帰芍薬散、温経湯、十全大補湯	

虚弱体質

脱毛 ＋	● 食欲不振 ● 疲労倦怠感 ● 慢性の下痢や便秘 ● 不眠 ● 不安感	⇒	**脾虚証からの血虚証タイプ**

症状が起きる理由	脾が弱いために飲食物からの血をうまく生成できず、髪に栄養を送るための血の不足（血虚）が発生している。
対処法	• 根本原因である脾虚を改善しつつ、血も補うことができる処方である帰脾湯がファーストチョイス。 • 当帰の配合量が多い補血薬では胃腸を傷めやすい（胃腸が弱い）人でも、帰脾湯は安心して使える。
用いる漢方薬	**帰脾湯**

脱毛 ＋	● 下肢のだるさ ● むくみ ● 腰痛 ● 尿トラブル	⇒	**腎虚証からの血虚証タイプ**

症状が起きる理由	主に加齢により腎が弱ったために腎で生成される精の量が減り、その結果、髪に栄養を送るための血の生成にも影響して、血不足による血虚が起こる。
対処法	• 弱った腎を補いながら補血を行うことができる漢方薬を使うとよい。 • 腎虚と血虚の改善バランスのよい参茸補血丸がファーストチョイス。 • 血虚が甚だしい場合…婦宝当帰膠 • 病気や出産などで急性の腎虚が起きて体力を消耗している場合…芎帰調血飲第一加減
用いる漢方薬	**参茸補血丸、婦宝当帰膠、芎帰調血飲第一加減**

脱毛（円形）　＋	● イライラ ● 気持ちの落ち込み	⇒　**肝鬱気滞証タイプ** <small>かんうつきたい</small>

症状が起きる理由	主にストレスによって気の巡りが停滞し、肝の働きが低下した結果、肝の蔵血作用や血液の循環作用が滞ることで血虚が起こり、脱毛につながっているタイプ。円形に脱毛が起こることが多いのが特徴。
対処法	・気滞を改善させることがポイントとなる。 ・体力があり、イライラなどの感情の起伏が激しく、便秘をしているタイプは、柴胡加竜骨牡蠣湯がファーストチョイス。 ・神経質でため息がよく出て、体力にあまり自信のないタイプ…逍遙散 ・のぼせなどを感じる場合…加味逍遙散
用いる漢方薬	**柴胡加竜骨牡蠣湯、逍遙散、加味逍遙散** <small>さいこかりゅうこつぼれいとう　　しょうようさん　　かみしょうようさん</small>

生活養生のポイント

脱毛を改善するには、髪の毛にとって重要な血と腎を元気にすることです。血を造り、腎を丈夫にするのは赤（クコの実、レバー、赤身の肉など）や黒（黒ゴマ、黒豆、海藻、黒キクラゲなど）の食材です。また、血を貯蔵する肝はとにかくストレスに弱いので、ストレスケアも脱毛改善には欠かせません。

虚弱体質

老化現象

　東洋医学で「老化」を考えたときに、生殖器官やホルモン系、カルシウム代謝、蔵血、免疫、運動など幅広い機能を統括する「腎」を無視することはできません。腎の働きが弱まったり、衰えたりすることを「腎虚」といいます。腎虚が進むということは、すなわち様々な老化現象が起こるということです。

　「精魂尽き果てる」という言葉がありますが、腎が作り出す栄養成分である「精」により、人間の生命力や、免疫力、自然治癒力は維持されると考えられています。したがって、腎が弱って精の量が減少すれば、精力の減退、足腰のだるさ、疲れやすさ、脱毛、貧血、骨や歯がもろくなる、健忘、耳鳴り、難聴などの症状があらわれます。老化の防止、アンチエイジングのためには、腎の働きを補う補腎薬を用います。

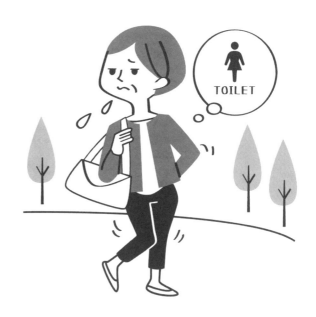

尿トラブル

発症のメカニズム

　排尿のトラブルは、膀胱をコントロールする「腎」の衰えによって起こります。東洋医学では腎虚と呼ばれる状態です。腎虚が、腎の陽気不足によるものなのか、腎の陰気不足によるものなのかをしっかり見極めることが大切です。

尿トラブル（頻尿・乏尿） ＋	●腰痛 ●残尿感 ●むくみ ●下肢のだるさ ●冷え	⇒ 腎陽虚証タイプ
症状が起きる理由	腎の陽気が不足することで、腎の働きが低下してしまう。排尿トラブル以外に、冷えも訴えるのが特徴。	
対処法	・腎陽を補う漢方薬が効果的で、ファーストチョイスは八味地黄丸。 ・胃腸系が弱く、地黄で胃がもたれる場合…参馬補腎丸	
用いる漢方薬	八味地黄丸、参馬補腎丸	

尿トラブル（頻尿・乏尿） ＋	●ほてり ●喉の渇き ●乾燥肌 ●むくみ	⇒ 腎陰虚証タイプ
症状が起きる理由	腎の陰気が不足することで腎機能が低下しているタイプ。排尿トラブル以外に、ほてりや渇きを訴えるのが特徴。	

老化現象

対処法	・腎陰を補う漢方薬が効果的で、ファーストチョイスは六味丸。 ・疲れ目や筋肉のこりなどを訴える場合…杞菊地黄丸 ・地黄が胃にもたれる場合…参馬補腎丸 ・精神的なイライラが強く不眠傾向で、夜間排尿を繰り返す場合…天王補心丹
用いる漢方薬	**六味丸、杞菊地黄丸、参馬補腎丸、天王補心丹（丸）**

生活養生の
ポイント

腎陽不足の場合には、足元やお腹を冷やさないようにすること。腎陰不足の場合には、大量の発汗などをしないことが大切です。腎の働きは加齢とともにどうしても弱まりますが、寝不足や過度の性交渉なども腎の働きを弱める要素になるため気をつけましょう。

物忘れ・認知症症状

発症のメカニズム

　物忘れと認知症は、似て非なるものです。物事をうまく覚えられなくなること、記憶したことを頭のどこかにしまい込んで取り出せなくなること、こうした状況が一般的に「物忘れ」と呼ばれています。物忘れは加齢にともなって誰にでも起こりますが、忘れたことの自覚があり、記憶力の低下も部分的なものにとどめられている状態です。一方で認知症は、「忘れた」という自覚がなく、体験全体を忘れて、生活に支障をきたす状態を指します。

　加齢による物忘れか、認知症による物忘れ（認知機能障害）かを見極めて対応することが必要です。東洋医学では、物忘れは「心血不足」という状態で起こることが多いとされ、認知症は「腎」が脳の支配を行っているという視点から腎虚がその原因にあると考えられています。

物忘れ ＋	●貧血症状（めまい・立ちくらみ） ●不眠 ●不安感 ●食欲不振	⇒ 心血虚証タイプ（しんけっきょ）
症状が起きる理由	心血（脳に流れる「血」のこと）は、情動行動や精神活動の栄養となるものと考えられている。慢性的な不眠や睡眠不足、過度の不安感などが続くことで心血の供給量が低下すると、物忘れが起こりやすくなる。	
対処法	・不足した心血を補う漢方薬が有効で、心を補いながら脾（血を生成する臓器）も改善する心脾顆粒がよい。 ・心脾顆粒は、不安感に対する養心安神（精神安定）の作用もあるので、心血の不足改善に役立つ。 ・処方構成が類似する帰脾湯でも問題ないが、心脾顆粒には適応に「物忘れ」と記載されている。	
用いる漢方薬	心脾顆粒（しんぴかりゅう）、帰脾湯（きひとう）	

老化現象

認知症症状　＋	● 下肢のだるさ ● 尿トラブル ● 冷え症	⇒　腎陽虚証タイプ じんようきょ

症状が起きる理由	脳をコントロールする腎の働きが低下し、脳自体の機能低下につながり認知症症状が進行する。
対処法	・認知症のケアには、補腎活血の処方が有効とされている。 ・参茸補血丸は補腎活血を1薬ででき、養心安神作用もある。 ・不安感が強かったり胃腸虚弱の場合は、参茸補血丸に帰脾湯や心脾顆粒を併用して心血を補うのも有効。 ・参馬補腎丸には胃腸機能の改善作用もあるが、血を増やしたり巡らせたりする働きは弱いので、冠元顆粒など活血作用のある処方を組み合わせると効果的。
用いる漢方薬	参茸補血丸、帰脾湯、心脾顆粒、参馬補腎丸、冠元顆粒

生活養生のポイント

「認知症に抑肝散が効く」とよくいわれますが、抑肝散が認知症の進行を止めたり、症状を改善するわけではありません。抑肝散は、認知症によって言動が攻撃的になったり、イライラが抑えられなくなる興奮状態を鎮め、精神を安定させることを目的としています。
また、物忘れの場合は、心血を補うためにナツメなどを常食するのもよいですが、しっかりと睡眠を取ることが何より大切です。睡眠の質は認知症の発症にも関与することがわかっています。物忘れ症状は進行性のものが多く、認知症も不可逆的なものとされますので、生活リズムの改善や漢方薬の活用はできるだけ早くから始めることをおすすめします。

更年期症状

東洋医学では、女性の体は7の倍数の年齢で大きく変化していくと考えられています。更年期は45〜55歳のおよそ10年間とされていますが、ちょうどその真ん中にあたる49歳も7の倍数です。

更年期の症状は、動悸、発汗、めまい、ほてり、イライラ、精神不安定（気鬱傾向）、不眠など多岐にわたりますが、自律神経失調症と密接に関係するものが多いです。重症ではないものの原因がはっきりしない（いわゆる不定愁訴）、日によって起こる症状が違う、異なる悩みが次々とあらわれるなどの特徴もあります。

また、更年期の症状は女性だけのものではありません。男性は8の倍数の年齢で体に変化が訪れるといわれ、48歳周辺が更年期症状のあらわれやすい時期といえます。

更年期症状の原因については、完全に解明されたわけではありません。西洋医学では、直接的な要因を「女性ホルモンの減少」ととらえ、ホルモン補充療法が行われることが多いです。東洋医学では、更年期症状を「血の道症」と呼び、女性の体が閉経に向かう途中で血の流れに不調が起きることが原因であるとする考え方があります。加齢にともなうホルモンの分泌量の減少は男女ともに起こるので、内分泌系を担う「腎」の働きの低下に原因があると考えられます。

漢方薬での対応には、補血や活血という血液のケアを中心に行ったり、自律神経の失調を「気の停滞」ととらえて気の巡りを改善したり、加齢による腎虚を改善するといったものが多く見られます。

更年期症状　＋	● ホットフラッシュ ● イライラ ● 月経不順 ● 喉の渇き ● 手足のほてり	⇒　肝鬱気滞（肝気鬱結）証＋腎陰虚証タイプ
症状が起きる理由	腎陰虚がベースにあり、体の津液が不足することで起こるほてりや渇き、ホルモン分泌の低下に加え、血の道症の原因の一つである肝鬱気滞（気の巡りの停滞が血の流れを悪くする）が起こることで、イライラや月経不順などを併発する更年期症状があらわれる。	
対処法	・腎陰虚が主な原因なので、これを改善させる漢方薬を用いる。ファーストチョイスは六味丸。 ・ほてりやのぼせなどの熱感が強い場合…知柏地黄丸（清熱剤を増強） ・ストレスにより肝の疏泄作用が妨げられている状態なので、これを正す疏肝理気作用を持つ漢方薬を用いるのも有効。 ・ホットフラッシュがあらわれている（肝鬱気滞）場合は六味丸＋加味逍遙散の組み合わせもよい。	
用いる漢方薬	**六味丸、知柏地黄丸、加味逍遙散**	

更年期症状　＋	● 冷え ● 不眠 ● 月経不順 ● 疲労倦怠感 ● 無気力	⇒　気血両虚証＋腎陽虚証タイプ
症状が起きる理由	腎陽虚がベースにあり、内分泌の不足が起こっている状態。腎の陽気が不足するので、冷えに由来する症状があらわれる。同時に、体内の気血の不足も起きている可能性が高く、気血不足から血の道症が起こりやすくなる。	

対処法	・腎陽虚を補う漢方薬は、八味地黄丸がファーストチョイス。 ・胃腸が弱く、地黄を含む漢方薬が使えない場合…参馬補腎丸 ・気血の不足による貧血や無気力、疲労倦怠感が強い場合は、八味地黄丸（または参馬補腎丸）に女神散（気血を補い、同時に巡りもよくする血の道症の漢方薬）合わせて使うのもよい。
用いる漢方薬	**八味地黄丸、参馬補腎丸、女神散** <small>はちみ じおうがん　じんば ほじんがん　にょしんさん</small>

**生活養生の
ポイント**

「こうすれば更年期症状は治せる」という方法はありません。ただ、更年期症状の原因はあくまでも血の流れの停滞や、腎の弱りにより起こるものと考えられます。更年期は、自分の体を次の年代にシフトさせるための準備期間ととらえ、体と心に負荷の少ない規則正しい生活を送るのが何よりの養生です。

貧血

　西洋医学における「貧血」は、いわゆる血液成分の不備や不足を意味します。例えば、貧血の中で最も多いといわれる鉄欠乏性貧血は、鉄分の不足によりヘモグロビンの生成が不十分になっている状態を指します。

　一方で、東洋医学における「貧血」は、読んで字の如く「血の絶対量の不足」あるいは造血能力の不足を指し、「血虚」の状態です。血虚の指標としては、顔色や舌の色が青白い、疲れやすい、爪が割れやすい、髪の毛や肌のぱさつきなどがあります。

　貧血（血虚）が起きるのは、飲食物から栄養を作り出す「脾」や、血を貯蔵する能力を持つ「肝」、そして造血能力のコントロールの一端を担う「腎」、それぞれの働きが低下したときと考えられています。したがって、貧血を改善する場合も、脾・肝・腎という五臓の失調に応じた対策を講ずることになります。

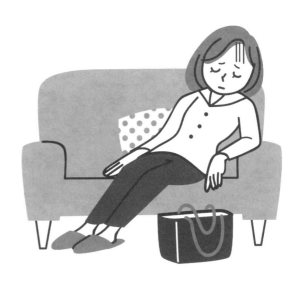

貧血　＋	● 胃腸虚弱 ● 食欲不振 ● 腹痛 ● 疲れやすい	⇒　脾虚証が根本体質の血虚証タイプ
症状が起きる理由	脾が弱く、気血の生成がうまくできないことで血が不足し、血虚が起こる。胃腸虚弱による腹部の失調が起こること、気虚の症状を併発するのが特徴。	
対処法	• 脾虚を改善させながら気血の生成を促す漢方薬が求められる。 • 疲労感や倦怠感が強い場合…補中益気湯、十全大補湯 • 不眠や不安感が強く、心気虚も併発する場合…帰脾湯 • 慢性腹痛などがある場合…当帰建中湯	
用いる漢方薬	補中益気湯、十全大補湯、帰脾湯、当帰建中湯	

貧血　＋	● イライラ ● 肩こり ● 目のかすみ	⇒　肝の失調が根本体質の血虚証タイプ
症状が起きる理由	肝の失調により、疏泄作用や蔵血作用が低下することで貧血が起こる。精神的なイライラや不安定さ、筋肉のこりや張りが強く出る（筋肉への滋養ができないため）、目がかすむなどの症状が特徴。	
対処法	• 肝の失調を正す疏肝理気の作用や平肝作用を持つ生薬や、補血を行う生薬が配合された漢方薬を用いる。 • のぼせやほてりがある場合…加味逍遙散 • 熱感のない場合…逍遙散 • 血虚の度合いが強く、産後などで体力が低下、月経痛やイライラなどの症状が複合的に起きている場合…芎帰調血飲第一加減 • 肝血の貯蔵能力が不足している場合（イライラなどの精神不調は少なめ）…当帰芍薬散、婦宝当帰膠	
用いる漢方薬	加味逍遙散、逍遙散、芎帰調血飲第一加減、当帰芍薬散、婦宝当帰膠	

貧血

貧血 ＋	● 下肢のだるさ ● 脱毛 ● 体重減少 ● 腰痛	⇒ **腎虚証（じんきょ）が根本体質の血虚証（けっきょ）タイプ**

症状が起きる理由	加齢などの原因により腎虚が起こり、腎が生成・貯蔵する精が不足する。精は血の重要な構成成分の一つなので、精の不足により相対的に血も不足してしまう。腎虚の症状、いわゆる老化現象を併発するのが特徴。
対処法	・使用者のタイプに適した補腎薬が求められる。 ・貧血（血虚）状態が進行している場合は、補腎＋補血ができる参茸補血丸を用いるのもよい。
用いる漢方薬	六味丸（ろくみがん）、味麦地黄丸・八仙丸（みばくじおうがん・はっせんがん）、杞菊地黄丸（こぎくじおうがん）、八味地黄丸（はちみじおうがん）、参馬補腎丸（じんばほじんがん）、参茸補血丸（さんじょうほけつがん）

**生活養生の
ポイント**

西洋医学では、鉄分などの成分の補充が治療の主体ですが、東洋医学の治療では造血能力を高めるアプローチをします。血を補う食材（赤色や黒色の食材）を積極的に摂ることも大事ですが、胃腸が弱いタイプの血虚の人は、消化吸収能力が低くて効果が上がらない場合もあります。先天的な貧血体質の場合は、食養生に漢方薬の使用を合わせていくとよいでしょう。

消化器疾患

　消化器疾患には様々なものがありますが、その多くは下痢や軟便の症状をともないます。

　下痢とは、便の水分量が過度となり、排便回数が増加することです。ゆるい便（＝軟便）の状態を超え、水分が異常に増えて液状またはそれに近い状態を「水様便」あるいは「下痢便」と呼びます。腸内ガス、腹部痙攣や腹痛、便意の切迫をともなう場合が主で、菌やウイルスなどを原因とする下痢の場合は発熱や吐き気、嘔吐をともなうこともあります。

　東洋医学的に下痢をとらえると、「脾」の機能失調により消化吸収に障害が起こる場合が最も多いのですが、過敏性腸症候群のように精神的なストレスが原因となる下痢では、ストレスケアを考慮した漢方薬の選択が効果を発揮することもあります。

　便秘は、大腸機能の異常が原因で起きる機能性便秘が大半で、さらに「弛緩性便秘」「直腸性便秘」「痙攣性便秘」の3タイプに分けられます。また、急性のものから慢性化したものまで様々なタイプがあります。便秘体質の主な原因は、運動不足や栄養バランスの乱れ、不眠などの生活習慣。東洋医学では、消化吸収を担う「脾」や、大腸機能と連動している「肺」の機能失調、加齢にともなう「腎」の機能低下で腸内や全身の潤いが少なくなること、さらには精神的なストレスや冷えなどの原因から便秘になると考えます。それらの原因に対応した漢方薬を選ぶことで改善を目指すのです。

　また、近年増加傾向にある過敏性腸症候群のように、ストレスなどが原因で慢性的に下痢や便秘、腹痛を繰り返す疾患もあります。こうした疾患は、大腸や小腸を検査しても視覚的に原因を特定できないのが厄介で、便通異常と腹部症状が続きます。

　その他、悪心、嘔吐や食欲不振などの消化器疾患も、失調の根本には「脾」が関与しています。「なぜ脾が失調を起こしているのか？」を追究・分析することで改善につながっていきます。

下痢・軟便

　下痢は、いきなり始まって短期間で収束する「急性下痢」と、症状が長期間続く「慢性下痢」に分類されます。さらに原因別に分類していくと漢方薬を選定しやすくなります。

　急性下痢は暴飲暴食や冷え、食中毒など外的な刺激により起こる場合が多いです。一方、慢性下痢は内臓の病気（腸内の炎症や潰瘍、がんなど）やストレスなど、内因性や心因性のものが多くなります。もし下痢が長く続く場合は、一度、病院で大腸検査をしたほうがよいでしょう。

急性下痢（暴飲暴食） +	● 胃炎 ● 腹部膨満感	⇒ 食滞・水湿困脾証タイプ
症状が起きる理由	暴飲暴食が原因の急性下痢。消化能力を超える量の飲食により、消化不調を起こしている。	
対処法	・食べすぎが原因の場合は、消食化積の生薬をふんだんに配合した消化剤である加味平胃散がファーストチョイス。 ・お酒を飲みすぎて、喉の渇きや吐き気を訴える場合…胃苓湯（五苓散＋平胃散）	
用いる漢方薬	**加味平胃散、胃苓湯**	

急性下痢（冷えによるもの） +	● 手足の冷え ● 冷たいものを摂るとすぐに下痢や腹痛が起きる	⇒ 脾胃陽虚証タイプ
症状が起きる理由	冷えが原因で急性下痢を引き起こしたもの。慢性的な冷え（陽虚）を抱えているタイプが多く、冷たいものを摂ったり、お腹を冷やしたりするとすぐに下痢をしてしまう。急激な水様便を起こすのが特徴。	

対処法	・脾と胃の陽虚を強力に温めることで改善させ、急性の下痢を止める作用のある人参湯がおすすめ。
用いる漢方薬	にんじんとう **人参湯**

急性下痢（ウイルス性） ＋	<ul><li>下腹部痛（痙攣をともなう）</li><li>しぶり腹</li><li>腹部膨満感</li></ul>	⇒ だいちょうしつねつ **大腸湿熱証タイプ**
症状が起きる理由	主にウイルス性の急性下痢で、初期かつ軽度で腹痛や痙攣をともなう。便意を感じてトイレに行くものの、すっきりと便が出ず、すぐにまた腹痛が起きるのが特徴。東洋医学では「大腸湿熱」と分類される。	
対処法	・大腸湿熱を改善させつつ、抗ウイルス作用を持つ黄芩湯がファーストチョイス。	
用いる漢方薬	おうごんとう **黄芩湯**	

慢性下痢（軟便） ＋	<ul><li>疲労倦怠感</li><li>食欲不振</li></ul>	⇒ ひきょしつせい　ひようきょ **脾虚湿盛・脾陽虚証タイプ**
症状が起きる理由	脾虚が根底にあり、胃腸虚弱で慢性的な下痢・軟便を訴える。体力がなく、痩せ型の人が多い。	
対処法	・補気健脾で消化吸収能力を高めながら、お腹の中の余剰な水分を調整する利水作用が求められる。 ・効き目がマイルドで、虚証の人でも副作用を心配せずに使える参苓白朮散がおすすめ。 ・腹部が冷たく、その冷えにより下痢を起こす脾陽虚タイプには、真武湯がよい。長期化した陽虚の下痢に継続的に使うのに、人参湯（急性の冷えによる下痢に効果的）よりも適している。	
用いる漢方薬	じんりょうびゃくじゅつさん　しんぶとう **参苓白朮散、真武湯**	

消化器疾患

慢性（または急性）下痢（ストレス性） +	● 胃腸カタル ● ゴロゴロとお腹が鳴る ● げっぷ ● 胸焼け ● 逆流性症状	⇒ 胃気不和証タイプ（いきふわ）
症状が起きる理由	主にストレスにより消化管に過度の刺激が加わることで、過敏になった腸内がバランスを崩して胃腸機能障害を起こし、その結果、下痢や軟便となる。みぞおちのつかえやむかつき、お腹がゴロゴロ鳴るといった特徴が見られる。	
対処法	• 理気作用を中心にストレスケアをしつつ、腸内の状態を改善（健脾）できる半夏瀉心湯を選択する。	
用いる漢方薬	半夏瀉心湯（はんげしゃしんとう）	

生活養生のポイント

急性・慢性に関わらず、下痢や軟便は脾の働きの低下によって起こります。改善させるためには原因を追究し、それに応じた漢方薬の服用とケア（食事や体を温めるなど）を組み合わせることです。症状が起きている間は冷たいもの、消化しづらいもの、刺激物（辛いもの）、アルコール、過食は避けるようにしましょう。

便秘

発症のメカニズム

便秘の原因は非常に多岐にわたりますが、加齢、食生活の乱れ、ストレス、生活習慣の乱れなどが主なものです。東洋医学では、瀉下剤（下剤）を使ってお通じをつけることを考えます。瀉下剤は、実証タイプに用いる「攻下剤」と、虚証タイプに用いる「緩下剤」に大きく分類でき、使用者の体質と便秘の原因に応じて使い分ける必要があります。

また、薬による排便を繰り返していると便秘体質をさらに頑固にさせてしまう場合があるため、体質に合わせた漢方薬で根本治療を試みることも大切です。

便秘 ＋	●腹部膨満感 ●腸内異常発酵 ●喉の渇き ●乾燥肌	⇒ 大腸燥熱証タイプ <small>だいちょうそうねつ</small>
症状が起きる理由	虚証タイプの便秘で、腸内が潤いの足りない陰虚状態になり、乾燥して便が出なくなってしまう。	
対処法	・お腹に潤いをつけて陰虚状態を改善することが必要で、ファーストチョイスは麻子仁丸。 ・麻子仁丸は下剤の配合量が少なく、「緩下剤」といわれる作用の穏やかな処方。高齢者など陰虚体質の人も安心して使える。	
用いる漢方薬	**麻子仁丸** <small>ましにんがん</small>	

| 便秘 ＋ | ● のぼせ
● ほてり | ⇒ **胃腸 実熱証タイプ** |

症状が起きる理由	実証タイプの便秘で、実熱が腸内に停滞することで便秘が起こる。主にストレスにより肝の疏泄作用が妨げられている状態。
対処法	• 実証タイプの便秘に用いる「攻下剤」が効果的。 • 疏肝理気の作用を持つ大黄甘草湯がファーストチョイス。 • コロコロとした乾燥便が出る場合…調胃承気湯 • 瘀血傾向で月経痛や月経不順なども訴える場合…桃核承気湯 • 便秘による痔ろうや肛門部からの出血が多い場合…乙字湯 • イライラする気滞症状をともなう場合…大承気湯
用いる漢方薬	**大黄甘草湯、調胃承気湯、桃核承気湯、乙字湯、大承気湯**

**生活養生の
ポイント**

便秘は慢性化するものが多く、どうしても下剤を長期連用しがちです。できれば根本原因にアプローチして便秘体質そのものの改善をしたいところです。ストレスケア、適度な有酸素運動、食物繊維（海藻やゴボウ、大豆類など水溶性がおすすめ）の多い食事などを、日常生活に取り入れていくとよいでしょう。

食欲不振

発症のメカニズム

　食欲不振の基本的な原因には、「脾」の虚弱があります。脾の虚弱が先天的なものでない場合は、「なぜ脾が弱まったのか？」を考えましょう。脾が弱まる原因には、ストレス（肝に関連）、過度の不安（心に関連）などに紐付くものが多いです。肝と心のケアも合わせて行うことで、脾の働きを改善し、食欲不振の改善につなげていきます。

食欲不振　＋	● 疲労倦怠感 ● 無気力 ● 内臓下垂	⇒　脾気虚証タイプ
症状が起きる理由	脾気虚を原因とする食欲不振で、脾の働きの低下によって食欲自体が低下する。偏食やムラ食いの特徴が見られ、先天的な脾の虚弱であるケースが多い。	
対処法	・先天的な脾気虚を改善させる場合のベース処方は四君子湯。 ・肉体的な疲労や消耗があり、疲労倦怠感が強い場合…補中益気湯 ・肉体的な疲労や消耗があり、慢性の下痢をともなう場合…参苓白朮散	
用いる漢方薬	四君子湯、補中益気湯、参苓白朮散	

食欲不振　＋	● 不安、焦燥感 ● 不眠 ● 物忘れ	⇒　心脾両虚証タイプ
症状が起きる理由	心気虚と脾気虚が合わせて起こる心脾両虚タイプの食欲不振。不安感や焦燥感など心の失調から、不眠や健忘などをともなう特徴がある。思い悩みすぎて食欲がなくなるタイプ。	
対処法	・心脾両虚を改善させる帰脾湯がファーストチョイス。 ・過度のストレスで肝の失調をともなう場合…加味帰脾湯（肝の失調を改善）	

用いる漢方薬	帰脾湯、加味帰脾湯

食欲不振　＋	●イライラ（易怒） ●精神不安定 ●食いしばり、歯ぎしり ●脇部の痛み ●腹部膨満感	⇒　肝脾不和証タイプ
症状が起きる理由	主にストレスにより肝が失調し、それに連動して脾の働きも低下する「肝脾不和」の病態により起こる食欲不振。	
対処法	・肝の働きを改善させる疏肝理気剤をベースに考える。ファーストチョイスは逍遥散。 ・腹部膨満感が強く、脇部の痛みがある場合…四逆散 ・逍遥散や四逆散に、四君子湯や補中益気湯を合わせることで肝脾不和（疲れやすさや無気力）をケアすることができる。	
用いる漢方薬	逍遥散、四逆散、四君子湯、補中益気湯	

生活養生の
ポイント

食欲不振のときは「無理して食べない」ということがポイントです。空腹を感じるまでは無理に食べないほうがよいでしょう。「精のつくものを食べて元気を出す！」というのは余計に脾を傷めてしまうので、消化のよい温かいものを中心に摂りましょう。

悪心・嘔吐

発症のメカニズム

　悪心や嘔吐は、脾の失調により引き起こされます。ただし、潰瘍や悪性腫瘍などが原因の悪心・嘔吐は、漢方薬での対応が難しい場合があります。基本的に、「暴飲暴食」「食中毒」「感冒症状（ウイルスや細菌由来）」「ストレス」「乗り物酔い」「つわり」などが主たる原因の場合に、漢方薬で対応するというのが鉄則です。

悪心・嘔吐　＋	●胃もたれ ●消化不良性の下痢 ●口渇	⇒　**食滞・水滞証タイプ** しょくたい　すいたい
症状が起きる理由	主に暴飲暴食や食中毒などによって食滞や水滞が引き起こされた結果、悪心や嘔吐が起きる。急性の消化不良を起こすことが多く、下痢をともなうのが特徴。	
対処法	・急性消化不良とそれにともなって生じた水滞を、同時に改善させることが必要で、胃苓湯を用いるとよい。 ・胃苓湯は、虚実に関わらず使えるのでおすすめ。	
用いる漢方薬	**胃苓湯**（いれいとう）	

悪心・嘔吐　＋	●食欲不振 ●疲労倦怠感 ●腹痛 ●みぞおちのつかえ ●感冒後期の発熱	⇒　**半表半裏証タイプ** はんぴょうはんり
症状が起きる理由	主に感冒後期に起こる悪心や嘔吐。ウイルスや細菌由来の感冒で体が消耗し、脾が疲弊することが原因。	

消化器疾患

対処法	・胃腸機能を回復させつつ、柴胡の疏肝解鬱作用で体内にくすぶる炎症を除去する漢方薬が有効。ファーストチョイスは小柴胡湯。 ・冷えやお腹の痛み、痙攣をともなう場合…柴胡桂枝湯（小柴胡湯＋桂皮＋芍薬）
用いる漢方薬	**小 柴胡湯、柴胡桂枝湯**

悪心・嘔吐　＋	●お腹がゴロゴロと鳴る ●みぞおちのつかえ ●口臭 ●げっぷが増える ●口内炎 ●神経性の胃炎	⇒　**胃気不和証タイプ**
症状が起きる理由	特にストレスを原因とし、胃腸機能が障害されることでむかつきや悪心、嘔吐が出る。みぞおちのつかえや、お腹がゴロゴロと鳴るのも特徴。	
対処法	・ストレスで過敏になった消化器官の機能改善のために、脾の働きの改善作用と神経の安定作用を併せ持つ半夏瀉心湯を用いるとよい。 ・半夏瀉心湯は、胃内に停滞した熱を上手に清熱させながら、こみ上げてくる胃の内容物を下げる働きもある。	
用いる漢方薬	**半夏瀉心湯**	

悪心・嘔吐　＋	●乗り物酔い ●つわり	⇒　**痰飲・胃気上 逆証タイプ**
症状が起きる理由	胃の機能失調により、飲食物を消化して下に下ろせなくなるという胃気上逆タイプ。乗り物酔いやつわりなどでよく見られる。水分の過剰摂取などで起こることもある。	

対処法	・胃気上逆による胃内の水分循環を正し、悪心・嘔吐を止める小半夏加茯苓湯がおすすめ。 ・乗り物酔い対策の場合は、乗る前に飲んでおくとよい。 ・つわりの場合は、毎日服用すると効果的。
用いる漢方薬	<ruby>小<rt>しょう</rt></ruby> <ruby>半<rt>はん</rt></ruby><ruby>夏<rt>げ</rt></ruby><ruby>加<rt>か</rt></ruby><ruby>茯<rt>ぶく</rt></ruby><ruby>苓<rt>りょう</rt></ruby><ruby>湯<rt>とう</rt></ruby>

生活養生のポイント

悪心や嘔吐は胃腸の機能障害で起こるので、基本的には脾の働きを改善させれば治まるものがほとんどです。逆に、いくら漢方薬を使っても改善しない場合は、大きな病気が隠れている可能性があります。何日も症状が続く、日に日に症状が増悪するといった場合は、きちんと検査を受けるようにしましょう。

消化器疾患

動悸（頻脈）

　東洋医学では、「動悸」を心臓疾患の重要な症状ととらえます。心臓周辺はもちろん、みぞおちや胃部、臍下（へその下、下腹）に動悸を感じることもあります。東洋医学では、これを「心悸（しんき）」と呼びます。

　動悸には、ストレスや不安による心因性のものから、不整脈、高血圧症、心臓機能疾患などによる器質的疾患のもの、貧血由来のものまで、様々な原因があります。東洋医学では、「心因性」「器質的疾患」「貧血」の3つに大きく分けて考えますが、いずれも五臓のうちの「心」が何らかの理由で機能失調を起こしていると解釈してください。

　動悸は、特に正気（気血水の栄養成分のこと）の不足で起こることが多く、「気虚」「血虚」「陰虚」といったあらゆるタイプの虚弱体質が原因になりえます。したがって、動悸を改善させる場合は、こうした体質の改善を行うことになります。

　循環器系のトラブルで起こる動悸は、動脈硬化や心臓機能疾患に起因するものもあり、その場合、東洋医学では、瘀血体質の改善によって治療を目指します。また、心因性の場合は、心臓機能のコントロールと精神活動を支える五臓の心のケアが主体となります。

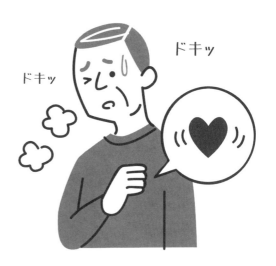

動悸（頻脈） ＋	● 息切れ ● 不整脈 ● 息苦しさ ● 発汗過多	⇒ 心気虚証タイプ <small>しん き きょ</small>
症状が起きる理由	心の気虚が起きている状態。心臓機能の低下をともない、息苦しさや不整脈が起こるのが特徴。先天的な心臓虚弱はもちろん、消耗性疾患を患った後などにも見られる。	
対処法	・神経虚弱と肉体虚弱が同時に起きているケースが多いので、両方を改善させる桂枝加竜骨牡蠣湯がファーストチョイス。 ・興奮状態から動悸が出ることもあるが、桂枝加竜骨牡蠣湯に含まれる 竜骨<small>りゅうこつ</small> と牡蠣<small>ぼ れい</small> で精神鎮静を行うことができる。	
用いる漢方薬	**桂枝加 竜 骨牡蠣湯** <small>けい し か りゅうこつ ぼ れいとう</small>	

動悸（頻脈） ＋	● 不安感 ● 不眠 ● 集中力の低下 ● 精神不安定	⇒ 心血虚証タイプ <small>しんけつきょ</small>
症状が起きる理由	心血が不足して心臓機能の働きを助けることができないために動悸が起こる。心血不足は、先天的な血虚体質の人や、思い悩むことの多い人、不眠の人などが起こしやすい。	
対処法	・心血を補う漢方薬が有効。 ・感情の変化や痙攣をともない、不眠もある場合…甘麦大棗湯 ・脾（消化器系）の働きも悪く、食欲不振など胃腸不調の症状がある場合…帰脾湯	
用いる漢方薬	**甘麦大棗湯、帰脾湯** <small>かんばくたいそうとう き ひ とう</small>	

動悸（頻脈） ＋	● 心臓の痛み（固定痛） ● 舌下怒張（舌裏の静脈の怒張） ● 月経不順 ● 月経痛の増悪 ● 高血圧傾向	⇒ 瘀血証タイプ
症状が起きる理由	加齢や生活習慣の乱れ、ストレス、運動不足などの蓄積から血液循環が滞って瘀血体質となり、動悸が起こる。	
対処法	• ストレスが強い瘀血の場合は、駆瘀血作用と理気作用を併せ持つ冠元顆粒が有効。 • 加齢により陰虚（体液の不足）が起きている場合は、血液粘度が増す。冠元顆粒に生脈散（麦味参顆粒）を合わせると、陰を補って血液循環を改善できる。 • 血虚が根底にある瘀血（めまい、立ちくらみ、皮膚の乾燥）の場合は、補血と駆瘀血を両立できる血府逐瘀丸（冠脈通塞丸）がより効果的。	
用いる漢方薬	冠元顆粒、 生脈散・麦味参顆粒、 血府逐瘀丸・冠脈通塞丸	

生活養生のポイント

心因性の場合は、とにかく無理をせずに休み、ストレスを減らすような生活を心がけることです。動悸があるときは、過度な運動もひかえましょう。器質的疾患の場合は、生活習慣の乱れを正すことが第一です。いずれにせよ、異常を感じた場合は医療機関で適切な検査を受けることをおすすめします。

生活習慣病

　生活習慣病は、生活習慣が原因で起こる疾患の総称です。動脈硬化症・糖尿病・高血圧症・脂質異常症などが該当し、いずれもがんや脳血管疾患、心疾患など重篤な病気の原因となります。ここでは「高血圧」「糖尿病」「脂質異常症」について取り上げたいと思います。

　世界保健機関（WHO）の基準において高血圧は、「最高血圧140mmHg以上、あるいは最低血圧90mmHg以上」と定義され、増悪すると動脈硬化や脳梗塞、心筋梗塞など命に関わる大病につながります。高血圧はなかなか自覚症状が出ないともいわれますが、頭痛、首や肩のこり、耳鳴り、めまい、動悸、のぼせ、熱感といった症状を感じる場合もあります。

　西洋医学では、主に降圧薬を用いて血圧コントロールを行います。一方、東洋医学では、ストレスや老化、生活習慣など、体が高血圧傾向に傾いている理由を特定し、その原因を解決する漢方薬を選んでいきます。

　糖尿病は、東洋医学では昔から「消渇」という病名で呼ばれていました。消渇とは、水が小便にたくさん流れ出て消え去ってしまう、口渇の激しい病気と考えられており、いわゆる多尿・口渇の状態を意味します。東洋医学における糖尿病への対処は、この消渇の病態を改善させることを第一に考えます。

　また、脂質異常症は、東洋医学では「痰湿」や「瘀血」の病態ととらえてアプローチします。

高血圧症

　血圧が上がる原因としては、血液循環の停滞である「瘀血」、水分循環の停滞である「痰湿」（から起こる瘀血）、そして気の巡りの停滞で起こる「気滞」の３つの滞りを考慮します。

　基本的な対策は瘀血の体質改善を第一とし、瘀血体質を引き起こすような原因がある場合は、それらの病態の改善も併せて行います。つまり、血圧そのものを下げることを目的とするのではなく、高血圧症によって起こる随伴症状の改善を主目的としているのです。

高血圧症　＋	●頭痛 ●耳鳴り ●イライラ ●肩こり ●ほてり	⇒	かんようじょうこう 肝陽上亢証タイプ

症状が起きる理由	主にストレスが要因の場合が多いが、肝が失調し、気の巡りが悪くなり、気が上部に上がってしまう（肝陽上亢）ことで血圧が上昇する。瘀血よりも肝気の上逆によって血圧が上がっており、特に体上部に熱症状であるのぼせ、肩こり、頭痛、耳鳴りを生じるのが特徴。
対処法	・肝陽上亢は気の上逆なので、これを下げるために肝熱（肝に起こった病的な熱）を冷ます必要がある。主薬となるのは釣藤鈎で、降圧作用も備えている。 ・釣藤鈎に気血を補う生薬を加えた七物降下湯は、根底に血虚体質がある高血圧傾向の虚弱体質の人に用いられる。 ・不眠や運動不足など、生活習慣の乱れから体に痰湿（体液の循環が悪く停滞が起こったもの）がある人で、ストレスを抱え、イライラもあるという場合は釣藤散を単体で使用。
用いる漢方薬	しちもつこうかとう　　ちょうとうさん **七物降下湯、釣藤散**

高血圧症 ＋ ●イライラ ●頭痛 ●動悸 ●めまい ●胸痛 ●動脈硬化	⇒ 瘀血証＋気滞証タイプ <small>おけつ</small> <small>きたい</small>

症状が起きる理由	ストレスにより気滞が起こり、気の巡りの悪化で推動作用が阻まれて瘀血が起こ <small>すいどう</small> る。現代人に非常に多いタイプで、高血圧だけでなく、動脈硬化や微小血管循環 の狭窄などによる胸痛が起こるのも特徴。
対処法	• 気の巡りの改善（理気作用）と瘀血体質の改善を、両立して進められるのは冠 元顆粒。 • 痰湿の病態が強い場合には、温胆湯などの痰湿を除去する働きを持つ漢方薬と 合わせても効果的。 • 体の津液が陰虚体質により不足している場合は、滋陰作用の高い生脈散（麦味 参顆粒）と合わせてもよい。
用いる漢方薬	**冠元顆粒**、**温胆湯**、**生脈散（麦味参顆粒）** <small>かんげん か りゅう うんたんとう しょうみゃくさん ばく み さん か りゅう</small>

**生活養生の
ポイント**

瘀血だけでなく、痰湿や気滞など、体内の滞りのすべてが発症原因となりうるのが高血圧症です。運動をしたり、趣味で気分を晴らしたり、睡眠時間をしっかり確保したりすることが、体の滞りを改善し、治療になります。肥満や喫煙なども大きなリスク要因となるので、できるだけ遠ざける努力も必要ですね。

糖尿病

　東洋医学における糖尿病への対処は、消渇の病態の改善ですが、インスリンホルモンの分泌に原因があると考えられる場合は、ホルモン（内分泌系）の異常を念頭に、この部位をコントロールするとされる「腎」のケアを行うこともあります。さらに、糖尿病の進行によって瘀血の増悪が起こる場合もあるため、こちらのケアも必須となります。

糖尿病　＋	●口渇　●だるさ　●腰痛　⇒　**腎虚証タイプ**
症状が起きる理由	腎虚が根底にあるために、内分泌系や水分代謝に問題が起こり、インスリン異常や口渇の症状があらわれる。
対処法	・初期の場合やインスリン抵抗性の糖尿病の場合は、症状の緩和を第一とするので、体内の津液を補う白虎加人参湯を用いることがある。 ・慢性期に入った場合やインスリン分泌自体に問題がある場合は補腎薬を用いる。 ・慢性的な冷え（腎陽虚）がある場合は、八味地黄丸を用いるのが一般的。 ・陽虚があり、むくみや喉の渇きなど水分代謝の異常が強い場合は牛車腎気丸を使うが、服用して胃腸に不調が出てしまうときには参馬補腎丸がよい。 ・体の乾きやほてりが強い陰虚証の場合は、腎陰虚の杞菊地黄丸や知柏地黄丸を用いることもある。 ・慢性化した瘀血をともなう糖尿病には、冠元顆粒などの駆瘀血剤を合わせることも合併症のケアに有効。
用いる漢方薬	（初期）**白虎加人参湯** （慢性期）**八味地黄丸、牛車腎気丸、参馬補腎丸、杞菊地黄丸、知柏地黄丸** （初期・慢性期）**冠元顆粒**

**生活養生の
ポイント**

　糖尿病は生活習慣病の一つとして知られますが、遺伝子関与の先天的な糖尿病もあります。先天性の場合でも、運動不足、暴飲暴食、ストレスなどの生活習慣の乱れは増悪要因になるので、該当する場合は生活の見直しが必要です。糖尿病は自覚症状がないまま進行してしまうので、日頃からの生活養生はとても重要です。

脂質異常症

発症のメカニズム

　西洋医学では、脂質異常症に対してコレステロール値をコントロールする薬を使いますが、東洋医学では、その原因を「痰湿」や「瘀血」の病態にあると考えます。

　痰湿では、過剰な水分（液状の脂質も含む）が長期にわたって体内に溜まることで、血漿中のコレステロールや中性脂肪が多くなります。その結果、瘀血となり、血液の質が悪くなり、血管の内壁にドロドロした血脂が沈着。血液循環が低下して流れが滞り、血管が詰まって動脈硬化が進んでしまうのです。

脂質異常症 ＋	●肥満 ●むくみ ●だるさ	⇒ **痰湿証タイプ**
症状が起きる理由	運動不足や暴飲暴食により体に不要なものが溜まり、痰湿の病態を引き起こしたもの。水分の停滞そのものが原因というよりは、停滞が痰湿を生んだと解釈する。	
対処法	・暴飲暴食による食滞が原因の場合…加味平胃散（痰湿と食帯を体内から除去） ・実証傾向で便通がなく、体内に老廃物が溜まってしまうタイプ…防風通聖散（清熱解毒作用と瀉下作用を持つ）	
用いる漢方薬	**加味平胃散、防風通聖散**	

脂質異常症 ＋	●頭痛 ●頭重 ●肩こり ●のぼせ ●動悸 ●イライラ	⇒ **瘀血証タイプ**

症状が起きる理由	瘀血によって血液の循環が悪くなり、血液が汚れ、血中脂肪が高まってしまう。
対処法	・脂質異常症の原因が瘀血である場合は、活血化瘀ができる漢方薬を選択する。 ・血栓予防、血栓溶解、血流改善の効果があり、丹参（たんじん）（コレステロールの沈着が起こる動脈の内皮細胞を保護する働きが科学的に立証されている）を含む冠元顆粒がおすすめ。 ・川芎（せんきゅう）、芍薬（しゃくやく）、紅花（こうか）など活血化瘀を行える生薬を多く含む血府逐瘀丸（冠脉通塞丸）も有効。 ・血虚が根底にある場合は、冠元顆粒よりも四物湯（当帰（とうき）・芍薬・地黄（じおう）・川芎）を構成に含む血府逐瘀丸がベター。
用いる漢方薬	**冠元顆粒（かんげんかりゅう）、血府逐瘀丸（けっぷちくおがん）・冠脉通塞丸（かんみゃくつうそくがん）**

生活養生の
ポイント

脂質異常症は、西洋医学においても生活習慣の改善を指示されます。痰湿も瘀血も生活習慣の乱れ（運動不足や暴飲暴食、夜更かしなど）によって生まれ、増悪する病態です。まずは生活習慣の見直しから始めましょう。

痛み

　体の痛みは、「筋肉痛」「内臓痛」「関節痛」の3つに分類して考えるとよいでしょう。筋肉痛の場合は血流の改善、冷えの改善、鎮痛成分による改善、内臓痛の場合は臓器の機能失調を取り除くことで改善、関節痛の場合は血流や水分代謝の停滞による痛みを、滞りを除去する漢方薬によって改善という具合に、それぞれの原因に応じた漢方薬の使用で根本改善させることを目的とした治療が行われます。

　炎症による痛みだけではなく、冷え（寒邪）、湿度（湿邪）などの要因を考慮に入れるなど、より根本改善のために細やかに分析を行うことができるのも、東洋医学の大きなメリットといえるでしょう。

　また、頭痛は、西洋医学では「片頭痛」「緊張型頭痛」「群発頭痛」というように急性か、慢性かでタイプ分類をし、それぞれに適する西洋薬で対応していきます。東洋医学では、頭痛が起きる原因で分類し、その原因へ対処することで頭痛改善を図るのが基本的なスタイルとなります。

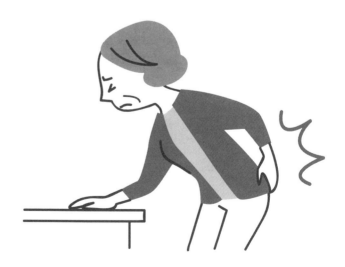

腰痛

　東洋医学では、体のネットワーク器官である「経絡」に気血のエネルギーや栄養物質の流れが
停滞することが、腰痛の原因であると考えられています。これは、「栄養物質が筋肉や関節、骨に
滞りなく流れることで健康を保つ」という考え方にもとづくものです。

　また、腰まわりの経絡は加齢による「腎虚」、あるいは冷えや湿気、「瘀血」の影響を特に受け
やすいとされます。こうした要素を念頭に置いて、対策を講ずる必要もあります。

腰痛 ＋	● 下肢のだるさ ● 下肢のむくみ ● 下肢のしびれ ● 関節痛、神経痛	⇒ **腎虚証タイプ**
症状が起きる理由	腰周辺の経絡は腎との関係性が深く、腎虚になると腰痛が起こる（高齢者の腰痛はその典型）。腎は冷えに弱く、冷えをともなう腎虚腰痛を引き起こしやすい。	
対処法	• 補腎が治療の原則となる。腎陽を補う漢方薬である牛車腎気丸がファーストチョイス。 • 牛車腎気丸で十分な効果を感じられない腎虚腰痛の場合は、独活寄生丸を選択。腎を補いつつ去風、去湿、補血、活血の作用で、腰痛を引き起こすほぼすべての原因に対応できる。	
用いる漢方薬	**牛車腎気丸、独活寄生丸**	

腰痛 ＋	● 関節痛、神経痛 ● 筋肉痛 ● しびれ	⇒ **風湿痹証（＋瘀血証）タイプ** <small>ふうしつ ひ</small>　<small>お けつ</small>

症状が起きる理由	外部からの風湿邪の侵入が続くことで血行が滞り、瘀血が起こる。先天的な瘀血体質が、風湿邪によって増悪するケースもある。また、血不足（血虚）から血液循環が悪化するというように、血虚が原因で瘀血を作っている場合もあり、そこに風湿邪が追い打ちをかけることで腰痛が出る。夜間に増悪する腰痛、刺すような腰の痛み、冷えや湿気で増悪する腰痛などが特徴。
対処法	・血虚と瘀血を同時に改善しながら風湿邪を除去することができる疎経活血湯を選択する。
用いる漢方薬	<small>そ けいかっけつとう</small> **疎経活血湯**

腰痛は、ほぼすべて「冷え」で増悪します。痛みがあるときは過度な運動をひかえるとともに、日ごろから腰を冷やさないように注意してください。

腹痛

「腹痛」は非常に範囲が広く、原因も様々です。東洋医学的な治療ももちろん有効ですが、漢方薬の服用などで改善が見られない、長期的に腹痛が続いている、増悪しているという場合は、西洋医学の検査も欠かせません。東洋医学的なとらえ方として、腹痛全般の原因としては寒・熱・湿などの外邪に加え、「気虚」「気滞」「瘀血」などの病態によるものもあります。

腹痛（冷感を感じる痛み）　＋	● 腹部の冷え ● 手足のほてり ● 虚弱体質 ● 偏食	⇒　脾陽虚証タイプ
症状が起きる理由	脾の陽気が不足しているため、常にお腹が冷たく、寒による腹痛が起こる。お腹（脾）が弱いため、虚弱体質で偏食や少食が見られるのも特徴。	
対処法	・脾の陽気を補うことができる小建中湯がファーストチョイス。 ・小建中湯は、特に小児虚弱でお腹の弱い子どもに適する（大人でも使える）。 ・冷たいものの飲食ですぐに腹痛や胃痛が起こる場合は安中散がよい。	
用いる漢方薬	小建中湯、安中散	

腹痛（下腹部の刺すような痛み）　＋	● 便秘 ● 腹部の圧迫感	⇒　実熱・瘀血証タイプ
症状が起きる理由	実証タイプのためお腹に実熱が起こり、それが瘀血となって、実熱＋瘀血で痛みを引き起こす。便秘傾向で、つらい腹痛が起こる特徴がある。	

対処法	・瀉下することが治法の基本となるので、通じをつけながら瘀血を改善させる大黄牡丹皮湯がよい。 ・桃核承気湯でもよいが、消炎作用を持つ大黄牡丹皮湯のほうが腹痛には効果的。
用いる漢方薬	**大黄牡丹皮湯、桃核承気湯** <small>だいおう ぼ たん ぴ とう　とうかくしょう き とう</small>

腹痛（腹脇部の痛み）　＋	●イライラ ●胃痛 ●胃炎	⇒　**肝気犯脾・胃気不和証タイプ** <small>かん き はん ぴ　い き ふ わ</small>
症状が起きる理由	気滞により肝気の代謝がバランスを崩し、腹痛を起こす。ストレスや精神的な緊張などで腹痛が起こるのが特徴。	
対処法	・肝の失調による気の巡りの停滞が腹痛の原因なので、肝の疏泄作用を改善させる疏肝理気が必要。これを行いながら腹痛を改善できる四逆散（肝気犯脾）がベース処方となる。 ・ストレスを強く感じたときにお腹がゴロゴロと鳴り、軟便傾向になる人（胃気不和：過敏性腸症候群もこれに該当）は半夏瀉心湯もよい。	
用いる漢方薬	**四逆散、半夏瀉心湯** <small>し ぎゃくさん　はん げ しゃしんとう</small>	

腹痛（下腹部の刺すような痛み）　＋	●水様性下痢 ●むくみ ●吐き気	⇒　**水湿困脾証タイプ** <small>すいしつこん ぴ</small>
症状が起きる理由	水分を過度に摂取したり、体内の水分代謝に異常が起きたときに、腹痛や下痢の症状が起こる。	

痛み

対処法	・利水作用で体内の水分バランスを調整する必要がある。 ・水分による冷えを改善するために、お腹を温めつつ、水液の停滞による湿熱（炎症）を取るという、一見相反するような作用を可能とする柴苓湯（小柴胡湯（消炎）＋五苓散（利水））の選択が最適。
用いる漢方薬	さいれいとう **柴苓湯**

**生活養生の
ポイント**

外邪の侵入による腹痛の場合は外邪の排除、虚証による腹痛の場合は温めたり不足しているものを補うことで改善に向かいます。「原因は何か？」を慎重に考えることが大事です。また、腹痛が長期間続く場合は、西洋医学的な検査も忘れないようにしてください。

関節痛・神経痛

▶発症のメカニズム◀

　東洋医学的に関節痛・神経痛の原因を見ると、「湿邪」と「冷え」の影響が大きいです。これは外的な湿邪や寒邪（冬の寒さ、冷房による冷え、梅雨時期の湿気など）もですが、体内の循環不全による「内湿」や「内寒」によっても引き起こされるという点がポイントです。

関節痛・神経痛 ＋	● 動悸　● めまい　● 手足の冷え ● むくみ　● しびれ	⇒ 寒湿・寒湿困脾証タイプ かんしつ　かんしつこんぴ
症状が起きる理由	寒邪や湿邪を原因とする痺証で、関節痛・神経痛・しびれなどの症状があらわれる。外的な要因だけでなく、内的（体質的）な要因でも症状が起こりうる。虚証タイプ。	
対処法	・寒邪と湿邪を体外に追い出すために、温熱作用と利水作用を併せ持つ漢方薬が適する。虚証による代謝力不足を補って寒湿邪による滞りを正し、関節痛や神経痛を改善できる桂枝加朮附湯がファーストチョイス。 ・湿の影響が強い場合は、より利水作用を増強させた桂枝加苓朮附湯でもよい。 ・実寒証（冷たい外気に長時間さらされる、冷たい飲食物の摂りすぎ）で胃腸が冷えて重だるさやむくみを感じている場合は、体を温め、血管を拡張して血液循環を改善する五積散も効果的。 ・根底に血虚体質があり、梅雨時期や台風など、大気に湿邪が増えると関節痛が増悪する（寒邪が混在しない）タイプは、風湿を取り除ける薏苡仁湯がよい。 ・血虚体質から瘀血が起こってしまい血液循環の悪くなった体に、外部から風湿邪が侵入したケースには、血虚と瘀血の改善を行いつつ、風湿邪を取り除くことのできる疎経活血湯がおすすめ。	
用いる漢方薬	桂枝加朮附湯、桂枝加苓朮附湯、五積散、薏苡仁湯、疎経活血湯 けいしかじゅつぶとう　けいしかりょうじゅつぶとう　ごしゃくさん　よくいにんとう　そけいかっけつとう	

生活養生のポイント

外部の湿邪や寒邪で痛みを引き起こさないためには、部屋の温度・湿度調整が欠かせません。自分の症状が増悪する原因をきちんと特定できたら、その負担をできるだけ減らすための養生を行いましょう。

頭痛

発症のメカニズム

　頭痛は体の栄養成分の滞りが原因であるものが多く、特に瘀血（血の滞り）や痰飲（慢性的な水の滞り）により引き起こされることが多くなります。本書では、頭痛原因として多い痰飲証と瘀血証、そして頭痛の原因となる滞りを作り出す外部刺激としての風寒証に分類して解説します。

頭痛　＋	●めまい ●だるさ ●むくみ ●嘔気	⇒　痰飲証タイプ
症状が起きる理由	体内の水分代謝の停滞が長期にわたることで「痰飲」が生まれ、上半身（頭部）に滞った痰がめまいや頭痛を引き起こす。胃腸系が弱く、水分代謝機能が低く、慢性的な冷えを抱えている、痰飲＋脾陽虚タイプに多くみられる頭痛。	
対処法	・脾の陽気を補いつつ利水作用で痰飲によるめまいや頭痛を改善できる苓桂朮甘湯がファーストチョイス。 ・イライラをともない、高血圧傾向を持ち、痰飲による頭痛を訴える場合は釣藤散が効果的。	
用いる漢方薬	苓桂朮甘湯、釣藤散	

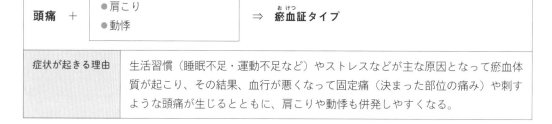

頭痛　＋	●肩こり ●動悸	⇒　瘀血証タイプ
症状が起きる理由	生活習慣（睡眠不足・運動不足など）やストレスなどが主な原因となって瘀血体質が起こり、その結果、血行が悪くなって固定痛（決まった部位の痛み）や刺すような頭痛が生じるとともに、肩こりや動悸も併発しやすくなる。	

対処法	・駆瘀血作用を持つ漢方薬を用いる。 ・気滞をともなう瘀血の場合…冠元顆粒（即効性がある） ・血虚体質もある場合…血府逐瘀丸（血虚＋気滞＋瘀血の3病態をケア）
用いる漢方薬	**冠元顆粒**（かんげん か りゅう）**、血府逐瘀丸**（けっ ぷ ちく お がん）

頭痛　＋	● 四肢の疼痛、しびれ ● 冷え症	⇒　**風寒証タイプ**（ふうかん）

症状が起きる理由	寒邪や風邪といった外的な刺激によって引き起こされる頭痛。風邪は寒邪と合わさることで体内を移動する性質を持ち、頭痛のほかに四肢の疼痛やしびれを生むことがある。
対処法	・風寒の邪を除去する漢方薬を用いる。ファーストチョイスは川芎茶調散。 ・イライラをともなう高血圧傾向、胃弱傾向などがある場合は呉茱萸湯が有効。
用いる漢方薬	**川芎茶調散**（せんきゅうちゃちょうさん）**、呉茱萸湯**（ご しゅ ゆ とう）

**生活養生の
ポイント**

頭痛の原因はストレスや疲労、運動不足、暴飲暴食などの積み重ねを原因とする「体の流れの停滞」ととらえることができます。「なぜ停滞が起きているのか？」を考え、その原因を正す生活習慣に変えていくことで改善につながっていきます。ただし、次第に頭痛が増悪したり、吐き気をともなう場合は、病院での検査を行うようにしましょう。

痛
み

眼の疾患

　眼の充血、かすみ、ぼやけ、近視、白内障、緑内障など、眼には様々な失調が出ますが、加齢、外傷、他の疾患の合併症など、その原因は様々です。

　東洋医学には、「肝は目に開竅し、目は血を受けてよく見る」という言葉があります。眼は、五臓の中でも「肝」とのつながりが非常に深い臓器です。加齢で「腎」の働きが低下（腎虚）したことで肝の働きが低下、あるいはストレスなどにより肝の働きに障害が出ると、つながりの深い眼に上記のような様々な疾患が起きる引き金となります。

　眼の疾患への基本的な対応としては、肝の機能を回復する漢方薬を使いつつ、肝に関係する他の臓器の失調や外的な要因を除くことが求められます。

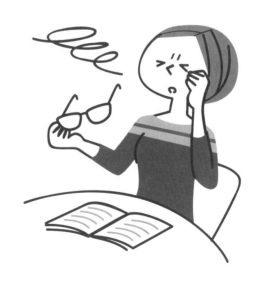

緑内障

　眼の失調は、肝に貯蔵される血である「肝血」（かんけつ）の不足や循環の不全で起こると考えられています。これは「肝血こそが眼に対する栄養である」という考えにもとづくものです。さらに加齢による腎の機能低下が加わると、眼の老化が進み、緑内障が進行すると考えられています。

緑内障　＋	● かすみ目 ● 疲れ目 ● 房水の詰まり ● 眼圧の上昇 ● のぼせ ● めまい ● 頭重	⇒	**肝腎陰虚証タイプ**（かんじんいんきょ）
症状が起きる理由	腎と肝の両方の働きが低下することで眼への栄養供給が途絶え、機能不全を起こすことで緑内障の原因となる。		
対処法	・肝腎両方の機能失調をケアできる杞菊地黄丸は必須の処方。 ・緑内障の他に、房水の詰まりや眼圧の上昇が指摘される場合、体内の水分代謝を改善させる目的で苓桂朮甘湯（冷えやめまいがある場合）や五苓散（喉の渇きが強い場合）を併用するのもよい。 ・高血圧傾向でイライラや頭痛を訴え、眼の充血もともなうタイプには、肝に起こっている熱を冷まして眼の疲れも改善できる釣藤散を使ってもよい。		
用いる漢方薬	**杞菊地黄丸（こぎくじおうがん）、 苓桂朮甘湯（りょうけいじゅつかんとう）、 五苓散（ごれいさん）、 釣藤散（ちょうとうさん）**		

眼の疾患

**生活養生の
ポイント**

日本人には正常眼圧緑内障（眼圧が正常値内にも関わらず視神経が障害される）が広がっています。眼圧のコントロールだけではなく、加齢や眼の使いすぎによる視神経の疲れにも注意を払うことが必要です。アントシアニンなどの成分を摂取するのもいいですが、漢方薬でベースを整える方法もおすすめです。

白内障

発症のメカニズム

　水晶体の濁りにより徐々に進行していく白内障ですが、老人性白内障と糖尿病性白内障には漢方薬の使用による効果があると考えられています（外傷性や先天性の場合は効果が得づらいとされます）。いずれの場合も、加齢（腎虚）や血液循環の停滞（瘀血）により眼への栄養供給が低下することが原因とされています。

白内障　＋	● 疲れ目 ● かすみ目 ● めまい ● 頭重 ● 頻尿	⇒　**腎虚証（＋瘀血証）タイプ**
症状が起きる理由	眼とのつながりの深い肝が、ストレスなどにより虚弱化したり、加齢によって腎虚が起きるなど、肝と腎の虚弱で起こる病気とされる。瘀血が生じることで眼への栄養供給がさらに低下し、症状の進行を招く場合もある。	
対処法	• 肝腎のケアが必須となるので、杞菊地黄丸が欠かせない。 • 肝のストレスによる瘀血の場合は、肝鬱気滞と瘀血を取り除くことができる血府逐瘀丸（冠脉通塞丸）を合わせるのもよい。	
用いる漢方薬	**杞菊地黄丸、血府逐瘀丸・冠脉通塞丸**	

生活養生の ポイント

白内障は、加齢によってほとんどの人に起こる病気です。眼のかすみやちらつき、眩しさといった症状があらわれたら、すぐに眼科を受診しましょう。白内障は、放置することで失明につながることもあります。また、眼の疾患は自覚症状が出にくいので、40歳以上になったら定期的な眼科検診をおすすめします。

飛蚊症

発症のメカニズム

　飛蚊症は、視野に黒いゴミや糸くずのようなものが動いて見える症状のことで、その主な原因は、加齢による硝子体の濁りや剥離です。外的な打撲や、網膜出血など、加齢以外の原因でも起こります。

　「眼の白髪」と形容されるように、飛蚊症の多くは眼の老化現象であり実害はありませんが、程度によっては煩わしさを感じるでしょう。レーザーで外科的に治療することも可能です。

　東洋医学では、「肝」が衰えて肝血の貯蔵能力が低下することで、眼への栄養供給も不足してしまうことが原因と考えます。さらに、肝をサポートする体の「根」ともいえる「腎」の虚弱（加齢による老化が主な原因）もまた、飛蚊症の状態の原因となっています。

飛蚊症　＋	● 疲れ目 ● かすみ目 ● 下肢のだるさ	⇒　肝血虚証＋腎虚証タイプ （かんけつきょ）（じんきょ）
症状が起きる理由	肝の衰えによる肝血の貯蔵能力の低下から、眼への栄養供給が不足することが原因。肝をサポートする腎の虚弱（加齢による老化が主な原因）もまた、一因となっている。	
対処法	・肝腎を補うことができる杞菊地黄丸がファーストチョイス。 ・強いイライラをともなう場合は、肝血を補って、肝に起こった病的な熱を抑える効果のある抑肝散加陳皮半夏などを合わせてもよい。	
用いる漢方薬	杞菊地黄丸、抑肝散加陳皮半夏 （こぎくじおうがん）（よくかんさんかちんぴはんげ）	

生活養生のポイント

近視の人は、年齢が若くても飛蚊症を自覚することが多いようです。加齢により誰にでも起こりうる疾患ではありますが、ある日突然、飛蚊症が一気に増えるような場合は、何らかの障害が眼に起きている可能性が高いので眼科を受診して検査しましょう。

視力低下

　ある程度の遺伝的な要素もあり、近視そのものの治療は難しいとされています。漢方薬が効果を発揮するのは、「（特に夜間の）かすみ目」や「夕方になるとピントがぼやける」などといった症状です。視力の変動は１日の中でも起こり、変動を繰り返しながら次第に視力が低下していくことがあります。

視力低下　＋	●特に夜間のかすみ目 ●ピント機能の低下 ●疲れ目 ●ドライアイ	⇒　**肝腎両虚証タイプ** <small>かんじんりょうきょ</small>
症状が起きる理由	肝の失調で、肝から眼への栄養供給が低下し、かすみ目、ドライアイ、ピント調整の障害などによる視力低下が起こる。夜間に症状が増悪しやすいのは、肝に蓄えられた肝血が消費され、減少している時間帯だから。また、肝は腎の影響を強く受ける臓腑であるため、加齢による腎虚によっても視力低下が起こりえる。	
対処法	・肝腎両虚を改善させる杞菊地黄丸が、肝腎の不調による視力低下の改善にも期待できる。	
用いる漢方薬	**杞菊地黄丸** <small>こぎくじおうがん</small>	

生活養生のポイント

年齢を問わず、眼を酷使することは肝血を消耗し、視力低下の原因になります。眼の疲労による炎症の改善には、ブルーベリーなどに含まれるアントシアニンが有効です。漢方薬の使用と合わせて摂取するのもよいでしょう。パソコンやスマートフォンなどを長時間使う場合も、30分ごとに５分程度の休憩を挟むようにしましょう。

耳鳴り・難聴

　耳の悩みで多いのは、難聴、耳鳴り、聴力の低下（耳が遠くなる）などでしょう。耳鳴りと難聴には密接な関係性があるといわれています。音を聴く仕組みの障害（難聴）が耳鳴り発生の原因にもなっているからです。

　音を聴く仕組みに障害が起こる原因としては、加齢、ストレス、大きな音を聴く、耳への異物混入、耳垢の溜まりすぎなどがありますが、物理的に取り除ける要因以外は、症状が長期化・慢性化しやすい傾向にあります。また、高血圧、体内の水分代謝の異常、貧血などでも、耳に症状があらわれる場合があります。

　東洋医学では、これらの根本的な原因に対処しながら、耳鳴りや難聴の解決を目指しますが、難治性で漢方薬の継続的な服用が必要となる場合が多いです。特に、強いストレスを感じたときや、コンサート等で大音量を聴いた後に起こる難聴や耳鳴りで、一時的な症状で治まらない場合は、漢方薬による早めのケアで慢性化を防ぐことができます。

　耳は五臓の中でも「腎」と非常に関係が深く、特に加齢による聴力の低下や耳鳴りには、腎のケアが欠かせません。特に、ストレスなど精神的な要因がある場合は、肝に不調が起きていないかを見ます。耳疾患は根治させるのが難しい疾患の一つで、急性症状でも慢性症状でも早期の漢方治療のスタートが求められます。

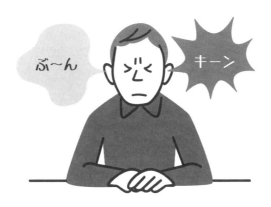

眼の疾患

耳鳴り・難聴

耳鳴り・難聴　＋	●イライラ ●気分の落ち込み（精神不安定） ●肩こり ●腹部の張り	⇒　肝鬱気滞（肝気鬱結）証タイプ _{かんうつ き たい　　　かん き うっけつ}
症状が起きる理由	主にストレスにより肝鬱気滞が生じ、気血の代謝が悪くなって耳鳴りや難聴が引き起こされる。イライラなどの精神不安定が同時にあらわれる場合が多い。	
対処法	・主にストレスにより肝の疏泄作用が妨げられ、気血代謝が悪くなって聴力が低下している状態なので、これを正す疏肝理気作用を持つ漢方薬を用いる。ファーストチョイスは加味逍遙散。 ・突発性難聴のように急性で、キーンという金属音が聞こえる症状の場合…抑肝散加陳皮半夏 ・先天的な血虚で高血圧傾向の場合…七物降下湯	
用いる漢方薬	加味 逍 遙散、抑肝散加陳皮半夏、七物降下湯	

耳鳴り・難聴　＋	●めまい ●頭重 ●冷え ●動悸	⇒　痰飲・心脾陽虚証タイプ _{たんいん　しん ぴ ようきょ}
症状が起きる理由	冷えや慢性的な虚弱により体液の代謝が低下したことで起こる耳鳴りや難聴。詰まったような耳鳴り・難聴が特徴で、めまいや立ちくらみ、動悸・頭重なども起きる。精神的な不安定さをともなうケースも多い。	
対処法	・体液の代謝を高める漢方薬が有効で、ファーストチョイスは苓桂朮甘湯。	
用いる漢方薬	苓桂朮甘湯	

耳鳴り・難聴 ＋	●下肢のだるさ ●むくみ ●腰痛 ●ほてり ●皮膚の乾燥	⇒ **腎陰虚証タイプ** （じんいんきょ）
症状が起きる理由	主に加齢による腎虚症状を原因とする耳鳴りや難聴。老人性の耳鳴りや難聴の大半がこの部類に入る。腎陰虚は、腎の陰気が不足することで、ほてりや喉の渇き、皮膚の乾燥などをともなう。	
対処法	• 体のほてりや喉の渇きを訴える場合…六味丸、杞菊地黄丸 • 皮膚の乾燥を訴える場合…味麦地黄丸（八仙丸）	
用いる漢方薬	**六味丸、杞菊地黄丸、味麦地黄丸・八仙丸** （ろくみがん こぎくじおうがん みばくじおうがん はっせんがん）	

耳鳴り・難聴 ＋	●下肢のだるさ ●むくみ ●腰痛 ●冷え ●胃腸虚弱	⇒ **腎陽虚証タイプ** （じんようきょ）
症状が起きる理由	主に加齢による腎虚症状を原因とする耳鳴りや難聴。老人性の耳鳴りや難聴の大半がこの部類に入る。腎陽虚は、腎の陽気が不足することで、体の冷えを強く感じるのが特徴。	
対処法	• 体の冷えを訴える場合…八味地黄丸 • 胃腸系が弱い場合…参馬補腎丸（耳の使いすぎで起こった耳鳴りや難聴にも適する）	
用いる漢方薬	**八味地黄丸、参馬補腎丸** （はちみじおうがん じんばほしんがん）	

生活養生のポイント　耳鳴りや難聴は、耳へ送られる栄養成分の滞りによって起こることが多いです。滞りの原因は、ストレスだったり、外部からの刺激だったり、加齢であったりしますが、それを特定して適した養生を行うことが基本となるでしょう。

耳鳴り・難聴

口内疾患

　口内炎に代表される口内疾患は、粘膜部の潰瘍、噛み跡などの刺激、ウイルス感染などで引き起こされます。急性の炎症性疾患である場合は、清熱作用を持つ漢方薬で対応することができますが、繰り返す口内炎や、味覚障害、口内の渇き、粘つき、口臭などといった不快な慢性症状の場合は、口内よりも内臓の失調を疑ってケアすることが多くなります。

　口内疾患は、特に「脾」や「胃」との関係が強く、その機能失調による「水滞」（水分の停滞）や胃の「陰虚」などを正すことで慢性症状の改善も期待できます。

　なお、味覚障害については、精神的なストレスからの自律神経疾患などが潜んでいることがあります。これには舌炎や舌のしびれなども含まれ、こうした疾患の場合は「心」のケアを考える必要性もあります。

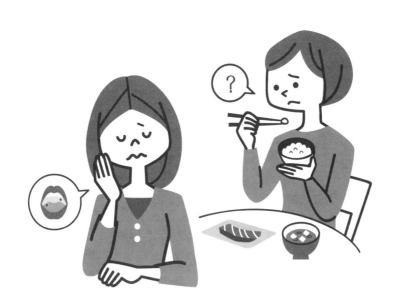

口内炎

発症のメカニズム

　東洋医学では、口内炎は体内の過剰な熱が病因（熱邪）となって口腔内を刺激して生じると考えられています。熱が起こる原因も様々で、暴飲暴食等を原因とする「胃熱」、ストレスを主たる原因とする肝火による「胃気不和」、体の津液不足によって起こる「陰虚」、体の気が不足して体内の熱をコントロールできずに上部に上がってしまう「（脾）気虚」のタイプがあります。

口内炎 ＋	●消化不良 ●腹部膨満感 ●胃もたれ	⇒ **食滞（胃熱）証タイプ** <small>しょくたい　いねつ</small>
症状が起きる理由	暴飲暴食が原因で、胃内に食滞が起きることで胃熱が生じ、その熱によって口内炎ができる。	
対処法	・食滞を取り除く漢方薬として、加味平胃散がファーストチョイスとなる。	
用いる漢方薬	**加味平胃散** <small>か み へい い さん</small>	

口内炎 ＋	●腹部の張り ●お腹がゴロゴロと鳴る ●げっぷ　●胸焼け	⇒ **胃気不和証タイプ** <small>い き ふ わ</small>
症状が起きる理由	ストレスにより肝に熱が起こる（肝火）ことで、肝と連動する脾の働きにも失調が起こり、その結果、胃内にも熱を生じる。神経性の胃炎をともなうことが多い。	
対処法	・ストレスにより消化管が過敏になることで胃腸障害が起きているので、これを正すために神経性の炎症を抑えて神経を安定させる効果のある漢方薬が有効。 ・ファーストチョイスは半夏瀉心湯。	
用いる漢方薬	**半夏瀉心湯** <small>はん げ しゃしんとう</small>	

口内炎 ＋	● 胃もたれ ● 喉の渇き ● 体重減少	⇒ 胃陰虚証タイプ <small>い いんきょ</small>
症状が起きる理由	加齢、香辛料や刺激物の摂りすぎなどで、胃の津液が不足した胃陰虚タイプ。胃内の熱感や喉の渇きを訴えるのが特徴。	
対処法	・胃の陰虚を改善する生薬としては麦門冬が有効。 ・麦門冬湯の使用が基本だが、体力が低下している場合は生脈散（麦味参顆粒）、体のほてりと疲労感が強い場合は清暑益気湯を選択してもよい。	
用いる漢方薬	麦門冬湯、生脈散・麦味参顆粒、清暑益気湯	

口内炎 ＋	● 食欲不振 ● 胃もたれ ● 疲労感	⇒ 脾気虚証タイプ <small>ひ ききょ</small>
症状が起きる理由	脾の気が不足する脾気虚が起こり、体内の熱のコントロールができなくなる。食欲不振や疲労感を強く訴える人が多い。	
対処法	・脾気虚を改善して消化を促進し、胃内に食べ物が停滞しないようにするため、脾と胃の機能を改善させる漢方薬が必要。ファーストチョイスは四君子湯。 ・胃もたれが強く、だるさもある場合…六君子湯 ・慢性的な下痢をともなう場合…参苓白朮散	
用いる漢方薬	四君子湯、六君子湯、参苓白朮散	

生活養生のポイント　食事などの生活習慣によって胃腸機能が低下することが、口内炎の主な原因です。不規則な生活や消化しにくいものの飲食で胃腸に刺激を与えていないかを確認し、思いあたる点があれば改善しましょう。

口渇

発症のメカニズム

　「口渇」は「喉の渇き」と同じようなものと思われるかもしれませんが、前者は「水が飲みたい」という欲求は低く、口の中がパサつく感じ、後者は水分を欲する状態のことです。東洋医学では口渇を、体内の津液の不足、あるいは水分代謝トラブルである「水滞」に大別して考えることができます。津液不足の場合は、さらに加齢などによる「陰虚」を原因とするものと、激しい運動や熱邪によるものに分類でき、それぞれに対応する治療が求められます。

　また、喉の渇きではなく、あくまでも口の渇きであるという点もポイントです。口渇は津液不足で起こりますが、喉の渇きは別の原因（糖尿病などの生活習慣病）でも起こります。

口渇　＋	● ほてり ● 残尿感や頻尿 ● 下肢のだるさ ● むくみ	⇒　**腎陰虚証タイプ**
症状が起きる理由	腎陰虚が起こることで体内の津液が減少し、また水液の代謝も低下することで、口内に水分が行きわたらずに口渇があらわれる。加齢が最大の原因。	
対処法	・腎陰虚への基本的な処方は六味丸。 ・六味丸を使っても改善しない場合は、さらに肺の陰虚などを併発していると考え、味麦地黄丸（八仙丸：肺腎陰虚を改善）を試してみる。 ・夜に不安感が生じて眠れないといった心陰虚を併発している場合は、天王補心丹（心腎陰虚を正す）を使うのもよい。	
用いる漢方薬	**六味丸、味麦地黄丸・八仙丸、天王補心丹（丸）**	

口渇　＋	● 発熱 ● 動悸 ● 脱水によるめまい	⇒　**津気両虚証タイプ**

症状が起きる理由	主に高熱や大量の発汗（熱邪による）が原因で、津液と気の両方を大きく損ない、脱水や熱中症のような症状を起こしている。
対処法	• 体内に発生した強い熱邪を清熱しながら、失った津液と気を同時に補充する必要がある。漢方薬としては、白虎加人参湯が適している。 • 熱邪がさほどない（清熱の必要性が低い）場合は、生脈散（麦味参顆粒）を用いるのもよい。
用いる漢方薬	白虎加人参湯、生脈散・麦味参顆粒

口渇 ＋ ●嘔気 ●小便の出が悪い ●下痢 ●めまい	⇒ 水湿困脾証タイプ

症状が起きる理由	胃内に水分が停滞し、胃腸障害を起こしている。胃部の不快感の他に、水毒症状としてのめまいやだるさ、むくみなどが出たり、汗や尿が出にくくなるなども特徴。
対処法	• 利水作用で胃内の水分の停滞を取り去りながら、体内の水分バランスを調整する必要がある。 • このタイプの口渇の改善には、五苓散が最も適している。 • ストレスで増悪する場合…柴苓湯 • 暴飲暴食が原因で症状が起きる場合…胃苓湯 • いずれも五苓散がベースの処方。
用いる漢方薬	五苓散、柴苓湯、胃苓湯

生活養生のポイント
口が渇くからといって水分を多量に摂ると、逆に胃内に水分が停滞してしまい、調子を崩すことがあります。体液の消耗がある場合は水分摂取が必要ですが、加齢や水滞が原因の口渇では過剰な水分摂取はひかえるようにしましょう。

味覚異常

発症のメカニズム

　亜鉛不足が原因の味覚異常は、漢方薬での改善が難しいものですが、心因性の味覚異常の場合は、東洋医学での治療が効果を上げます。長期間にわたる心労が味覚異常の原因となっている場合、特に異常を感じる「食味」によって分類して対応することがポイントとなります。

味覚異常　＋	●不安 ●イライラ ●精神不安定 ●不眠	⇒　脾気虚証（ひ き きょ）／肝鬱気滞証（かんうつ き たい）／心気虚証（しん き きょ）タイプ
症状が起きる理由	基本的には、ストレスや過度の憂慮が続くことが原因で味覚に異常が出る。主に、甘味の異常は脾、酸味の異常は肝、苦味の異常は心に、それぞれ異常が起きていると考えるとよい。また、上記３タイプの異常はいずれも臓器の虚証だが、実証の人で、味覚が感じられない、強い苦味を感じるという場合は、胃熱を原因とする可能性が高い。	
対処法	・異常が起きている食味から原因となる五臓を判断して、その働きを改善させる漢方薬を用いる。 ・甘味（脾）の異常…補中益気湯 ・酸味（肝）の異常（酸味と苦味を感じる場合も）…小柴胡湯 ・苦味（心）の異常…桂枝加竜骨牡蠣湯 ・胃熱を原因とする場合…黄連解毒湯	
用いる漢方薬	補中益気湯（ほ ちゅうえっ き とう）、小柴胡湯（しょうさい こ とう）、桂枝加竜骨牡蠣湯（けい し か りゅうこつ ぼ れいとう）、黄連解毒湯（おうれん げ どくとう）	

生活養生のポイント　味覚異常は気づかないうちに症状が進んでいる場合があります。焦らずに、生活習慣の改善を対策の最優先とするとよいでしょう。

外傷性疾患

　一般的な外傷といえば、火傷や切り傷、打撲などです。漢方薬というと内服薬のイメージが強いですが、東洋医学には塗布剤も存在します。火傷の場合は患部の清熱を行い、切り傷のある場合は肉芽形成を促進して治癒を速める効果を発揮します。

　また、打撲は「急性の瘀血」ととらえることができ、適した漢方薬の服用で治療を速めることができます。外傷による出血などで消耗した気血を補う必要が出る場合もあるので、受傷後はできるだけ早めに、外傷性疾患を改善する漢方薬を服用することが大切です。

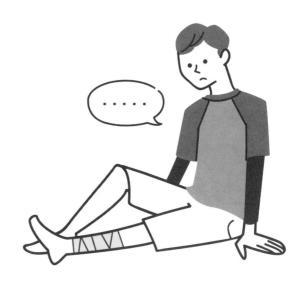

打撲・打ち身

発症のメカニズム

　外傷による打撲や打ち身は、患部に急性の瘀血が発生した状態ととらえます。漢方薬による治療は、できるだけ初期の段階で用いることが有効です。

打撲・打ち身　＋	● 捻挫 ● あざ ● 疼痛 ● 出血	⇒　**気滞実熱打撲証タイプ**

症状が起きる理由	外的な衝撃を受けて、患部に急性の瘀血（内出血など）が発生する。
対処法	• 患部に停滞した瘀血を取ることが治療となる。 • 急性の瘀血の場合は、駆瘀血作用に加えて体内に停滞した瘀血による毒素（炎症や出血）を下すことで、早期回復につなぐことができる。下剤を含む打撲・打ち身のための処方である治打撲一方を、なるべく早期に服用する。
用いる漢方薬	**治打撲一方**

生活養生のポイント

患部を清潔に保つことが大切です。炎症がひどい場合、初期であれば冷やしてもよいですが、冷やし続けることで回復が遅れる場合もあるので、出血が止まり、強い腫れが引いてきたら冷やすのをやめたほうがよいでしょう。

打ち身やあざは「瘀血」の状態

　打撲について、本書では「急性の瘀血」としてとらえた急性期の対策のみを解説しています。P173で解説している「治打撲一方」は、江戸時代の漢方医・香川修庵先生が考案した処方とされています。瀉下（下剤）効果を用いた急性瘀血改善の漢方薬として、優れた鎮痛効果に加え、組織の修復効果もあります。

　急性期の打撲は、「できるだけ早く下す（瀉下）」ことで発生した血の滞り（瘀血）を改善させるというのが対応の鉄則ですが、「時間の経過した打撲を改善させる方法はありませんか？」というお悩みもあります。例えば、急性期の対応が不十分で患部に瘀血が停滞してしまっている場合、痛みや炎症が引いていれば桂枝茯苓丸などの瀉下作用や鎮痛効果の弱い駆瘀血剤を用いることもあります。いずれにせよ、「打ち身やあざは瘀血症状である」という認識は同じです。

　また、急性期には「太乙膏」や「中黄膏」などの軟膏を用いる場合もあります。太乙膏は打撲患部の肉芽形成（組織の修復）作用に優れ、中黄膏は患部の抗炎症（清熱）作用に優れています。状況に応じて患部に塗布し、湿布剤のようにして使うこともあります。ただ、これらは基本的には内服の漢方薬の効果をサポートする目的で使われる場合が多いです。

　打撲を漢方薬で治療しようという場合は、やはりできるだけ早期に患部に生じた急性瘀血を取り除く（最も早いのは瀉下作用）ことが鉄則になります。

出血

発症のメカニズム

　漢方薬で対応が可能な出血症状としては、①気の不足により血液を体内に留めておけなくなることで月経過多や不正出血が起こる（虚証タイプ）と、②体に実熱がこもることで「血熱」が起こり、出血につながる熱の出血（実証タイプ）、③痔による出血の3つがあります。①の場合は血の不足を補い流れを整え、止血効果を持つ生薬の作用を組み合わせて、血液の量と流れのバランスを正して止血します。②③の場合はまず炎症を鎮めることで、患部からの出血を止めます。

出血 ＋	● 胃腸機能の低下 ● 不正出血 ● 疲労倦怠感 ● 貧血症状（めまい・立ちくらみ） ● 動悸、息切れ	⇒ **脾気虚（ひ き きょ）による血虚証（けっきょしょう）タイプ**
症状が起きる理由	脾には、体内の血液が漏れ出ないように留める統血作用がある。脾の気が不足することで統血作用を維持できず、不正出血などの出血が起こり、結果として血も不足する（血虚）。	
対処法	・脾の働きを改善し、気を補う補中益気湯がファーストチョイス。 ・出血によって不足した血を補い、循環を正して止血する効果を持つ漢方薬を用いる。 ・補中益気湯で出血が止まらない場合は、阿膠（あ きょう）や艾葉（がいよう）といった止血生薬を含み、補血と活血作用も持ち合わせている芎帰膠艾湯がよい。 ・芎帰膠艾湯は、主に下半身の幅広い出血症状に用いることができ、安全性の高い漢方薬（妊婦も使用可能）。	
用いる漢方薬	**補中益気湯（ほ ちゅうえっき とう）、芎帰膠艾湯（きゅう き きょうがいとう）**	

出血 ＋	● イライラ ● 目の充血 ● 肌の発赤 ● 顔面紅潮	⇒ 実証（血熱証）タイプ
症状が起きる理由	実熱が体に充満することで過剰な熱の暴走が起こり、出血傾向を生む実証タイプの出血。激しい熱症状をともなう特徴がある。	
対処法	・実熱を清熱させる力を持つ生薬が配合された三黄瀉心湯が対応の基本となる。 ・瘀血傾向が強い（患部に強い熱感）場合は、駆瘀血作用と清熱作用を併せ持つ山梔子を加えた黄連解毒湯を用いるとよい。	
用いる漢方薬	三黄瀉心湯、黄連解毒湯	

出血 ＋	● 便秘 ● 切れ痔 ● いぼ痔	⇒ 大腸 実熱証タイプ
症状が起きる理由	慢性的な便秘により患部に血液がうっ滞して炎症が起きているところに、硬い便の排便によって切れ痔などの出血を起こす。	
対処法	・血液の状態を改善（補血＋活血）しながら、患部の炎症を鎮める清熱薬や、便秘を改善させる瀉下薬（大黄）をバランスよく含んだ乙字湯が適する。	
用いる漢方薬	乙字湯	

生活養生のポイント

まずは出血傾向の虚実を見極めることが大切です。栄養成分の不足は血液の「漏れ」を起こし、過剰な熱暴走は激しい出血や充血を起こします。タイプに合わせて、「補う養生」あるいは「溜め込ませない養生」を実践するとよいでしょう。

めまい

　東洋医学では、めまいの原因は主に「水」と考えられています。様々な原因により水の代謝が悪くなった結果、頭部にめまいを感じるという考え方です。したがって、症状の原因を追究しながら、利水作用を用いて水の代謝を改善させることを第一とします。

　そしてもう一つ、「血」に起因するめまいもあります。血の不足（血虚）や停滞（瘀血）もまためまいを生むのです。血虚は栄養不足による貧血性のめまいを、瘀血は血の上衝（のぼせ）をともなう高血圧などに代表されるめまいを生じます。この場合、補血や駆瘀血作用による治療が必要です。

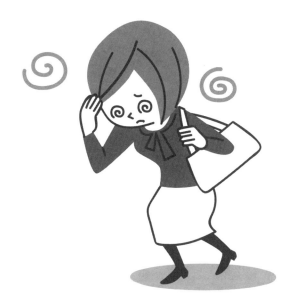

| めまい ＋ | ●頭重
●むくみ
●耳鳴り
●胃腸不調（嘔気） | ⇒ 水滞証タイプ |

症状が起きる理由	体内の水の代謝に不具合が生じることで頭部に水分（脳脊髄液やリンパ液など）が停滞し、めまいを引き起こす。頭重などの水滞の症状を併発するのが特徴。
対処法	• 利水作用を持つ漢方薬で停滞した水を代謝させることが必要。 • めまい症状へのファーストチョイスは沢瀉湯。水のめまいの改善には、必ず沢瀉湯の2生薬（沢瀉・白朮）が使われる。 • 冷えや動悸、神経症をともなう場合…苓桂朮甘湯 • 胃腸虚弱による障害や慢性下痢、胃アトニー等がある脾虚のめまい…半夏白朮天麻湯 • 水分の多量摂取による急性のめまい（小便不利などをともなう）…五苓散
用いる漢方薬	**沢瀉湯、苓桂朮甘湯、半夏白朮天麻湯、五苓散**

| めまい ＋ | ●立ちくらみ
●むくみ
●頭重
●月経不順 | ⇒ 血虚・水滞証タイプ |

症状が起きる理由	血虚が根底にあり、水の代謝も低いタイプが起こすめまい。血虚（立ちくらみ、爪や髪の不調）と水滞（むくみ）の両方の症状が起こるのが特徴。
対処法	• 血虚と水滞の両方を改善させる漢方薬を用いるのがポイント。 • 補血と利水の作用を併せ持つ当帰芍薬散が適する。
用いる漢方薬	**当帰芍薬散**

めまい ＋	●頭痛　●ほてり ●肩こり　●むくみ	⇒ 瘀血証＋水滞（痰飲）証タイプ おけつ　すいたい　たんいん

症状が起きる理由	ベースに瘀血があり、同時に水滞が起こっている状態。瘀血症状に水滞の症状（むくみ、体のだるさ）を併発する。瘀血体質は生活習慣の長期的な不備によって起こることが多いので、水が痰に変わってより不調の度合いの強い痰飲の病態が起こる場合もある。
対処法	・軽度の瘀血＋水滞は、駆瘀血＋利水の働きを持つ桂枝茯苓丸で対応が可能。 ・症状が進行して痰飲が起きている場合は、温胆湯（胃腸の働きを改善し、痰を除去）を桂枝茯苓丸に組み合わせたり、理気作用で痰を除去する冠元顆粒を用いるのもよい。
用いる漢方薬	**桂枝茯苓丸、温胆湯、冠元顆粒** けいしぶくりょうがん　うんたんとう　かんげんかりゅう

めまい ＋	●頭痛　●肩こり ●イライラ（神経症） ●高血圧傾向	⇒ 肝陽上亢・痰飲証タイプ かんようじょうこう　たんいん

症状が起きる理由	主にストレスによって血圧が上がったり、めまいが起きたりする。肝の失調による余剰な熱が原因。
対処法	・平肝清熱の作用で肝の余剰な熱を取ることで、上昇する熱（めまいの原因となる）を除去する漢方薬が有効。ファーストチョイスは釣藤散。 ・血虚が根底にある場合は、補血の働きを持つ七物降下湯もよい。
用いる漢方薬	**釣藤散、七物降下湯** ちょうとうさん　しちもつこうかとう

めまい

生活養生の ポイント

まずは、めまいの原因が「水」か「血」なのかを見極めることです（ストレスの場合もあります）。特に水が原因の場合は、「めまいのときには水を飲む」という定番のアドバイスはあてはまりません。「代謝が悪い＝巡らせる力が弱い」ということなので、過剰な水分摂取はむしろ症状を増悪させます。注意しましょう。

冷え症

　冷え症の原因は、東洋医学では外因（寒邪）によるものと、内因（内臓や気血水のトラブル）によるものに分けられています。漢方薬での治療を行う際には、慢性的な冷え症の原因を「血の不足または循環不全」か、体を温める熱エネルギーである「陽気の不足」のどちらなのかを考えるとよいでしょう。

　冷え性には先天的なものと、後天的なものがありますが、いずれにしても根が深い場合が多いです。漢方薬の使用だけでなく、生活習慣の見直しなども合わせた対応が必要で、改善までは早くても数か月、大抵は年単位で取り組むことになると認識しておいたほうがよいでしょう。

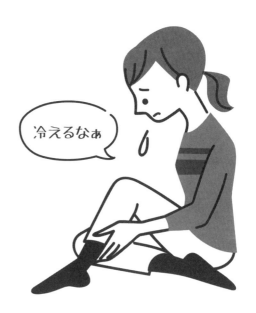

冷え症　＋	● 月経不順 ● めまい ● 立ちくらみ ● 腹痛 ● しもやけ ● 腰痛 ● 頭痛	⇒	**血虚証タイプ** <small>けっきょ</small>

症状が起きる理由	先天的な貧血、慢性出血性疾患、事故や出産、手術などにより体内の血が不足した状態。
対処法	・補血と活血（循環改善）の処方といえば四物湯。血虚の冷え症に用いられる漢方薬にも、四物湯をベースにしたものが多い。 ・温中散寒の生薬（桂皮・生姜など）と補血の作用を持つ生薬（当帰・川芎・地黄など）を配合した漢方薬が有効。 ・手足のしもやけを訴えるほどの冷え症には、当帰四逆加呉茱萸生姜湯がファーストチョイス。 ・血虚で体のむくみを感じる場合は、水滞による冷え（水の停滞は体内での冷えの原因になる）が血虚の冷えと同時に起きている。両方を改善できる当帰芍薬散を用いるとよい。 ・血虚とともに血を循環させる推動作用を担う気の不足も起きている場合は、気血を補う十全大補湯を用いるのもよい。
用いる漢方薬	**四物湯、当帰四逆加呉茱萸生姜湯、当帰芍薬散、十全大補湯**

冷え症　＋	● 腰痛 ● 下半身のだるさ ● 胃腸虚弱 ● 尿トラブル	⇒	**陽虚証タイプ** <small>ようきょ</small>

冷え症

症状が起きる理由	様々な原因により体内の陽気が不足した状態。主に加齢による陽気不足は腎陽虚の可能性が高く、腰痛や下肢のだるさ、尿トラブルなどを併発することが多い。脾胃の虚弱による陽虚は、食欲不振などの胃腸虚弱症状や疲れやすさを訴えるのが特徴。
対処法	・腎陽虚のファーストチョイスは八味地黄丸。 ・八味地黄丸の服用が胃腸にさわる場合は、胃腸の保護作用もある参馬補腎丸を選ぶとよい。 ・脾胃の陽虚の場合は、脾胃の陽虚を正す人参湯に温中散寒の附子を加えた附子理中湯がおすすめ（附子が苦手な場合は人参湯でもよい）。 ・人参湯や附子理中湯を使いたい場合で、精神不安も訴える人には、精神安定作用のある生薬を配合した人参養栄湯がよい。
用いる漢方薬	はちみじおうがん じんばほじんがん ぶしりちゅうとう にんじんとう にんじんようえいとう **八味地黄丸、参馬補腎丸、附子理中湯、人参湯、人参養栄湯**

生活養生の
ポイント

生活習慣でできる対策としては、衣類による体温調節、適度な運動による代謝の向上、シャワーではなく湯船につかる入浴、冷たいものや生ものの摂取を減らし、温かいものや温性の食材を意識的に摂ることなどがあります。慢性の冷え症の改善には時間がかかります。根気よく養生を続けることが大切ですね。

主な「証」の一覧

2章の症状の欄にある「証」（○○証、○○証タイプ）の解説をまとめます。

肝の不調

肝胃不和 （肝気犯気）	かんいふわ （かんきはんき）	ストレスによる胃腸機能の障害や炎症
肝陰虚	かんいんきょ	肝血の不足から肝の陰虚が起きている状態で、胸脇痛、口渇、イライラ、熱感、顔のほてり、頬の紅潮などの症状をともなう
肝鬱	かんうつ	肝気鬱結といわれる病態で、抑うつ、怒りっぽい、ため息、胸や腹部の張り、月経不順、月経痛、喉のつまり感などが起こる
肝鬱胃虚	かんうついきょ	精神的ストレスから暴飲暴食などが起きて胃の機能が低下し、腹部膨満、腸鳴、下痢などが起きる状態
肝鬱化火	かんうつかかか	イライラが激しく興奮しやすい
肝鬱気滞	かんうつきたい	肝気の流れがスムーズに行かなくなり、疏泄（気血の代謝）作用が低下した状態で、イライラ、胸のつかえ、腹部の張り、気力の低下などが起こる
肝鬱血虚	かんうつけっきょ	主にストレスや怒りの蓄積で肝鬱が起こり、肝気鬱結して心神を乱し不眠や不安、集中・記憶の欠如が起こる
肝鬱血虚兼湿痰	かんうつけっきょ けんしつたん	肝鬱血虚証に痰湿証が合わさったもの。貧血、冷え症、動悸、立ちくらみ、頭重、倦怠感、頻尿、下半身の冷え、下腹部痛、精神不安、不眠、腰痛、むくみなどが起こる
肝鬱心虚	かんうつしんきょ	肝鬱による疏泄（気血の代謝）作用の低下で、心のエネルギー不足が起こった状態。驚きやすい、不眠、動悸などが起きる
肝鬱脾虚	かんうつひきょ	肝の疏泄（気血の代謝）作用の失調と、脾の運化作用の失調が同時に起きているもの。腹部の張り、抑うつ、イライラ、食欲減退、泥状便、ゴロゴロとお腹が鳴る、腹痛などが起こる
肝火上炎	かんかじょうえん	肝気鬱結が長引くことで肝に熱を生じ、これが上逆する（上部にこみあげる）ことで赤ら顔、目の充血、めまい、耳鳴り、口内が苦い、頭痛など、顔面部に熱症状があらわれる
肝気鬱結	かんきうっけつ	気血をのびやかに代謝させる肝の機能が失調した状態で、抑うつ、イライラ、胸悶、ため息、乳房の痛みなどが起こる
肝気鬱結兼痰飲	かんきうっけつ けんたんいん	肝気鬱結証に痰飲証が加わったもの。落ち着きがなく、イライラ、胸脇苦満、神経興奮、動悸、頭重、歯ぎしり、めまい、肩こりなどが起こる
肝気虚	かんききょ	肝のエネルギー不足により疏泄（気血の代謝）作用にトラブルが起きている状態で、情緒活動や自律神経の活動が低下したり、食欲不振、腹満などの消化作用の失調があらわれる

肝気犯肺	かんきはんはい	肝の疏泄（気血の代謝）失調により、肺気が失調した病態。イライラ、咳込み、止まらない痰、乳房の張りなどが起こる
肝気犯脾	かんきはんぴ	肝の疏泄（気血の代謝）失調により、脾気が失調した病態。イライラ、胃部不快感、吐き気、胸焼け、げっぷなどが起こる
肝血虚	かんけっきょ	全身を栄養する肝血が不足した病態。栄養を与える作用が低下し、各部位で機能低下を引き起こす。顔色が蒼白、舌が淡白、視覚障害、筋肉障害、髪・皮膚・爪の異常などがあらわれる
寒滞肝脈	かんたいかんみゃく	寒邪により肝の気血の流れが悪くなった状態で、腹部から睾丸にかけての冷痛、陰嚢収縮、手足の冷えなどが起こる
肝胆湿熱	かんたんしつねつ	精神的ストレスや甘いもの、アルコール摂取などによって体内に熱が生じ、体内の水と結びついて湿熱となり、悪心嘔吐、腹部膨満、陰嚢湿疹、おりものなどの症状が起きる
肝胆風熱	かんたんふうねつ	肝胆系に風邪と熱邪が侵入した病態で、痙攣を起こしたり扁桃炎やアデノイドを患ったりする。虚弱なタイプに多く見られる
肝陽上亢	かんようじょうこう	陰虚を背景とした陽気の制御不能によって起こる病態。頭痛、顔面紅潮、耳鳴り、めまいなど肝火上炎と似た症状を訴えるが、比較的穏やか

心の不調

心気陰両虚	しんきいんりょうきょ	心気虚と心陰虚（寝付きが悪い、眠りが浅い、多夢、ほてり、物忘れなど）が合わせて起こった状態
心気虚	しんききょ	血脈の推動（動力）不足により、動悸、息切れ、全身衰弱、神経衰弱、不整脈、狭心症、心臓弁膜症などが起こる
心血虚	しんけっきょ	心血（精神活動の栄養）が不足している状態で、意識散漫、記憶力低下、動悸、不安感、めまい、不眠、多夢などの症状が起こる
心腎陰虚	しんじんいんきょ	腎陰の不足により心の陽気が暴走している病態で、心煩（心中が落ち着かない）、不眠、心悸亢進、健忘、耳鳴り、足腰のだるさ、夢精などが起こる
心熱血瘀	しんねつけつお	心熱を原因とする血瘀（瘀血の病態）があらわれた状態で、ニキビ、口内炎、興奮（イライラ）、不眠、鼻血、便秘などの症状があらわれる
心肺気虚	しんぱいききょ	肺気虚証（透明な痰、呼吸が浅く、すぐに疲れる）と心気虚証が同時にあらわれる病態で、心悸亢進、呼吸困難、咳込み、喘鳴、胸苦しさ、疲労倦怠が起こる。主に活動時に悪化する
心脾陽虚	しんぴようきょ	体内の陽気が損傷し、温煦（体温調節）・推動・防衛・気化（気を作る）などの作用が低下した虚寒証（P25）。心陽虚と脾陽虚が同時に起きており、全身的衰弱、神経衰弱、心臓神経症、不整脈、冠不全、狭心症、心筋梗塞、心臓弁膜症、腹痛、下痢（泄瀉）、腰や膝のだるさ、耳鳴り、尿量減少、浮腫などが起こる
心陽虚	しんようきょ	心陽の不足が起きた状態で、動悸、息切れ、全身倦怠、精神疲労、手足の冷え、自汗などの症状が起きる

脾の不調

胃陰虚	いいんきょ	胃内の津液が消耗し、虚熱が生じた病態で、空腹を感じるのに食べたくない、口の渇き、上腹部の不快感、胸焼け、げっぷ、便秘などが起こる
胃寒	いかん	生ものや冷たいものを摂りすぎたことで胃が冷え、働きが低下した状態。胃陽虚（軟便、下痢、胃部の冷感）に類似した状態だが、胃寒は食事や外気等によって冷やされることで胃痛、水っぽい多量の唾液、吐き気などが起こる（胃陽虚は温める力が低下して起きる冷え）
胃気上逆	いきじょうぎゃく	胃腸機能の低下で、本来は下に降りるはずの熱が上昇し、胃腸が痙攣を起こしてしゃっくり、げっぷ、悪心嘔吐、胸焼け、吐血などの症状が出る
胃気不和	いきふわ	胃陰（胃内の潤い）の不足、熱邪、食滞（過食）などにより、食欲不振、腹部のつかえ、悪心、下痢や便秘の症状が起きる
胃腸実熱（胃熱）	いちょうじつねつ（いねつ）	胃内に熱邪が侵入したもので、常習便秘、胃もたれ、吐き気、嘔吐などが起こる
湿困脾胃	しつこんひい	寒邪と湿邪により脾胃の働きが低下し、食欲減退、悪心、嘔吐、腹痛、軟便（泥状便）、むくみ、無臭のおりもの、だるさなどの症状が出る
痰湿（脾胃痰湿）	たんしつ（ひいたんしつ）	痰と湿による病態で、主に脾胃の機能低下により、胸のつかえ、食欲減退、悪心、嘔吐、痰の増加、体の重だるさなどが起こる
脾胃気虚（脾気虚）	ひいききょ（ひききょ）	脾胃がエネルギー不足により機能低下した状態。食欲減退、食後の腹部膨満、軟便（泥状便）、下痢、無気力、疲労倦怠、体重減少などが起こる
脾胃気虚兼痰湿	ひいききょけんたんしつ	脾胃気虚証と痰湿証が併発したもの。胸のつかえ、食欲減退、悪心、嘔吐、痰の増加、体の重だるさ、食後の腹部膨満、軟便（泥状便）、下痢、無気力、疲労倦怠、体重減少などが起こる
脾胃虚寒	ひいきょかん	脾胃の機能低下により、手足やお腹の冷え、腹部の鈍痛（押さえると軽減する）、口の中に唾液が溜まる、水様下痢などの症状が出る
脾胃湿熱	ひいしつねつ	湿熱が脾胃の働きを阻害して消化吸収が低下し、食欲減退、腹痛、下痢（泥状便）、だるさ、黄色粘調のおりもの、口内の苦味などの症状が出る
脾胃陽虚	ひいようきょ	脾胃気虚の状態が続いて、脾の陽気が不足した状態。脾胃気虚の症状に加えて、手足の冷え、水様便、むくみなどが起こる
脾陰陽両虚	ひいんようりょうきょ	脾陽虚と脾陰虚が合わさった病態。脾陽虚（お腹が冷えて痛む、下痢、疲れやすい、食後眠くなる）と脾陰虚（胃の痛み、胸焼け、便秘）の両方の症状が起こる
脾気陰両虚	ひきいんりょうきょ	脾気虚による脾の機能低下と、脾陰虚による陰液不足が生まれ虚熱が起きた病態。食欲減退、食後の腹部膨満、軟便（泥状便）、下痢、無気力、疲労倦怠、体重減少、口の渇き、唇の乾燥、手足のほてり、微熱、空腹感の低下、腹部の張りなどが起こる

脾気虚 （脾胃気虚）	ひききょ （ひいききょ）	脾の気虚が起きている状態で、食欲減退、食後の腹部膨満、下痢（泥状便）、無気力、疲労倦怠、体が痩せる、顔色が黄色くなるなどの症状をともなう
脾虚	ひきょ	脾の機能が低下した病態で、脾気虚、脾陰虚、脾陽虚などを一括りにした総称
脾虚湿盛	ひきょしつせい	脾の運化作用（食べたものを消化吸収して全身に運ぶ働き）が低下した状態で、胃内停水（胃の中に水が溜まってチャポチャポと音がする）や全身の水分の停滞を起こす
脾実熱 （胃腸実熱）	ひじつねつ （いちょうじつねつ）	陽気が過剰になり脾や胃腸の機能を侵したもので、胃もたれ、口内炎、喉の渇き、口臭などが起こる
脾陽虚	ひようきょ	冷たいものの過食などにより脾陽が不足し、水様性の下痢、排尿困難、むくみ、おりものなどの症状が起きる

肺の不調

衛気虚	えききょ	肺は脾から受け取った気を、全身のバリア機能を担う衛気として散布する。その機能が低下して衛気が不足した状態。疲れやすい、冷え、発汗のトラブル、感染症にかかりやすくなるなどの症状があらわれる
寒痰阻肺	かんたんそはい	寒邪により発生した痰飲が肺に溜まって働きを悪くしている状態で、薄い痰の混じった咳込みなどが起こる
燥邪犯肺	そうじゃはんはい	燥邪が肺を傷めて肺陰を損ない、空咳や気管支炎などが起こる
大腸湿熱	だいちょうしつねつ	大腸に湿熱が侵襲した状態で、泥状便（臭いが強い）、下腹部痛が生じる
大腸実熱	だいちょうじつねつ	大腸に実熱が生じた状態で、便秘、排便後の熱感、血便などを起こすことがある
大腸燥熱	だいちょうそうねつ	大腸に燥邪が侵襲し、熱が生じた状態で、便秘（乾燥便）などが生じる
熱邪壅肺	ねつじゃようはい	熱邪により肺が塞がることで起きる病態で、空咳、口の渇き、胸痛、発熱、精神不安、色の濃い尿、便秘などがあらわれる
肺陰虚	はいいんきょ	肺の陰液不足により起こる病態で、空咳、血痰、気管支炎、乾燥肌、声がれ、体が痩せる、ほてりなどが起こる
肺熱（盛）	はいねつ	熱邪の侵襲による肺の障害。扁桃炎、気管支炎、肺炎、肺化膿症などを生じる
肺陽虚	はいようきょ	肺の陽気が不足することで起こる病態で、肺気虚から起こることが多い。肺気虚の症状に加えて、手足の冷えや透明な尿が多く出るなどが起こる
皮膚血虚風燥	ひふけっきょふうそう	血虚の病態に風燥（風邪と燥邪）の外邪が加わることで、皮膚の乾燥、皮がむける、皮膚が厚く硬くなるといった状態が生じる

皮膚風湿熱	ひふふうしつねつ	風邪と湿邪、熱邪の3種の外邪が経絡に侵入、または風邪と湿邪が体内で熱を発症した病態。皮膚の疼痛、灼熱感、腫脹、かゆみ、湿性の膿などが起こる
皮膚風熱	ひふふうねつ	風邪と熱邪の外邪が経絡に侵入、または風邪が体内で熱を発症した病態。悪風、発熱、発赤、腫脹、かゆみなどが起こる
風熱犯肺	ふうねつはんはい	風邪と熱邪が肺に侵入した状態で、喉の痛みをともなう咳、黄色いネバつきのある痰や鼻水、鼻閉、頭痛、口の渇き、体の熱感などがあらわれる

腎の不調

腎陰虚	じんいんきょ	腎陰の不足による病態で、口の渇き、微熱、めまい、耳鳴り、寝汗、不眠、夢精、便秘などが起こる
腎気虚	じんききょ	腎気の不足による病態で、めまい、耳鳴り、聴力減退、腰や膝に力が入らない、尿失禁や多尿、排尿困難、性機能の低下などが起こる
腎陽虚 （腎陽不足）	じんようきょ （じんようぶそく）	腎の陽気が損傷し、温煦（体温調節）・推動・防衛・気化（気を作る）などの作用が低下した虚寒証で、易疲労性、腰痛、下肢の弱りや冷え、歯が弱る、むくみ、頻尿、夜間尿、めまい、耳鳴りなどが起きる
膀胱湿熱	ぼうこうしつねつ	尿路系の炎症（排尿を我慢する、水分を摂らないことが主な原因）、頻尿、排尿痛、混濁尿、血尿、小腹部張痛、尿結石などの症状が起こる

五臓不調の複合した状態

瘀血	おけつ	血の停滞による病態で、動脈硬化、狭心症、心不全、肝硬変、脳卒中、大動脈炎などの局所微小循環障害や腫瘍（良性、悪性混在）、固定痛（刺痛）、皮膚の黒ずみなどが起こる
肝胃実熱	かんいじつねつ	肝の機能失調が影響して胃の機能を失調したもの。胃もたれ、胃痛、口臭などがあらわれる
肝胃不和	かんいふわ	肝の機能失調が影響して胃の機能を失調したもの。悪心、嘔吐、食欲不振などがあらわれる
肝腎陰虚	かんじんいんきょ	肝血が不足することで肝陰虚が起きると同時に、腎の栄養供給が障害されて腎陰虚（腎陰の不足）も起きたもの。腰が痛む、下肢がだるい、歯が抜けやすい、毛が抜けやすいなどの症状をともなう
気陰両虚	きいんりょうきょ	気虚と陰虚の症状が合わさって起こる状態で、倦怠感、疲れやすい、息切れ、めまい、自汗、痩せる、手足の熱感、寝汗、不眠、動悸などが起こる
腎陰虚火旺	じんいんきょかおう	労働や房事過多（性行為のしすぎ）などにより腎陰が不足して熱が生じた状態。手足のほてり、口渇、不眠、濃い尿（血尿）などがあらわれる

心脾両虚	しんぴりょうきょ	心と脾に栄養が不足している状態で、眠りが浅い、疲労倦怠、多夢、日中の眠気、健忘、めまい、立ちくらみ、動悸などが起こる
肺胃陰虚	はいいいんきょ	肺と胃を潤すための津液が不足した状態で、食欲低下、口の渇き、しゃっくり、胃痛、胸焼け、便秘、空咳、声のかすれ、体が痩せるなどの症状が出る
肺胃熱盛	はいいねつせい	肺胃陰虚により肺と胃に熱が起こったもので、肺胃陰虚と同様の症状（炎症性の強い症状）が出る
肺腎陰虚	はいじんいんきょ	肺と腎に供給される陰液（血と津液）が不足した状態で、肺陰虚の症状（空咳、粘りのある痰、しわがれ声、喉や口の乾燥、手足のほてり、寝汗など）と腎陰虚の症状（腰や膝の脱力感、のぼせ感、寝汗、寝付きの悪さ、濃い尿、肌の乾燥など）が同時にあらわれる
脾腎陽虚	ひじんようきょ	脾と腎の機能減退（運化失調、水湿停滞など）が起きた病態で、足腰のだるさや痛み、水様下痢、排尿困難、むくみなどが起こる
脾肺実熱	ひはいじつねつ	脾と肺に実熱が起こった病態で、便秘、のぼせ、口渇、高血圧、蓄膿、肥満などが起こる

六淫（風寒湿燥熱暑の邪）に関連するもの

外感風寒	がいかんふうかん	外部からの風邪と寒邪による失調で、発熱、悪寒、頭痛、無汗などがあらわれる
外感風湿	がいかんふうしつ	外部からの風邪と湿邪による失調で、発熱、悪風（風にあたると気分が悪くなる）、頭重、だるさ、関節痛、むくみなどがあらわれる
寒虚	かんきょ	体内に寒邪が侵入し機能が低下した病態で、内臓の冷え、運動機能の低下などが起こる
寒湿	かんしつ	寒邪と湿邪が体内に侵入した病態。冷えると増悪する関節痛、むくみ、だるさなどが起こる
寒湿困脾	かんしつこんひ	寒性を帯びている水湿（寒湿）が脾胃に停滞した状態。食欲不振、吐き気、嘔吐、口内の粘り、腹痛、軟便、下痢、だるさ、無臭のおりもの、皮膚が暗黄色になる、むくみなどがあらわれる
寒熱痰飲	かんねつたんいん	津液が停滞して生体機能を阻害する存在になったものを「痰飲」と呼ぶ。痰飲を起こす原因が熱邪か寒邪により症状が異なるが、基本症状としてはめまい、心悸亢進、精神不安定、悪心嘔吐など
気虚湿困	ききょしつこん	気虚の病態があり、湿邪の害を受けて、体の重だるさ、白色のおりものなどが起こる
虚寒（陽虚）	きょかん（ようきょ）	体内の陽気が不足した状態で、強い冷えを感じたり、ちょっとした寒邪の刺激ですぐに感冒を起こしたりする
湿熱	しつねつ	湿邪により熱が生じた状態、あるいは湿邪と熱邪が侵入して起こった病態。慢性疲労、脱毛、花粉症、アトピー性皮膚炎、帯状疱疹、頭重、インポテンツ、飛蚊症、目やに、足腰のだるさや熱感などがあらわれる

湿痺	しつひ	「痺」は、主に風寒湿の三気が混ざって肌表や経絡に侵入し、気血の流れを閉塞して筋肉や関節の運動不利が起きる病態。湿痺は、湿邪による痺証で、痛みやしびれにともなって重だるさが出るのが特徴
水湿困脾	すいしつこんひ	水湿が脾胃に停滞した状態。食欲不振、吐き気、嘔吐、口内の粘り、腹痛、軟便、下痢、だるさ、むくみなどがあらわれる
痰熱	たんねつ	精神的ストレスや暴飲暴食などで生じた痰飲（体内に停滞する異常な水分）に熱がこもって痰熱となり、これが心の機能を乱すことで不眠や精神異常などがあらわれる状態
内傷湿滞	ないしょうしつたい	主に湿度や気温により胃熱が下がり、消化酵素がうまく働かないために小腸が消化吸収機能を発揮できず、下痢を起こす状態。悪寒、発熱、頭重などもあらわれる
風寒 （表寒）	ふうかん （ひょうかん）	風邪と寒邪による初期の病変。悪寒、発熱（軽度）、頭痛、透明な鼻水、希薄で白色の痰などがあらわれる
風寒湿	ふうかんしつ	風邪、寒邪、湿邪の害が同時に体内に侵入したもの。関節痛、しびれ、冷え、食欲不振、重だるさ、むくみ、悪寒、喉の痛みなどが起こる。寒冷や降雨などで症状が悪化し、基本的に温めると症状が緩和するのが特徴
風湿寒痺	ふうしつかんぴ	風邪、湿邪、寒邪の侵入により起こる痺証（筋肉痛や関節の痛みやしびれ）のこと。症状が遊走的で多発的なものを「風痺」、冷えによって悪化しやすいものを「寒痺」、水分の停滞が強いものを「湿痺」という
風湿熱	ふうしつねつ	風邪と湿邪により熱が起こった状態で、体のあちらこちらに湿疹が出たり、治ったりを繰り返す。上半身や顔にできやすく、赤くかゆみも強い傾向にある
風湿痺	ふうしつひ	「痺」は、主に風寒湿の三気が混ざって肌表や経絡に侵入し、気血の流れを閉塞して筋肉や関節の運動不利が起きる病態。風湿痺は風邪と湿邪による痺証。部位が移動する遊走的な痛みやしびれと、関節部などの同じ部位での痛みや重だるさが同時に起こるのが特徴

気血水に関連するもの

陰虚	いんきょ	体内の陰液が不足した病態の総称。痩せる、めまい、不眠、口渇、ほてり、微熱、尿の色が濃くなる、尿量減少、便秘などが起こる
陰虚火旺	いんきょかおう	陰液（体の潤い、体液）の減少により、体内が乾いて発熱した状態
陰虚陽亢	いんきょようこう	陰虚による発熱が起きたもので、手足のほてり、のぼせ、不眠、イライラ、夢精、寝汗などが起こる
陰陽両虚	いんようりょうきょ	体内の陰と陽が両方とも不足した病態で、陰虚と陽虚の病態が起こる。どちらかの要素が長期間不足することで両方の不足が起こる
瘀血阻滞	おけつそたい	瘀血による詰まりが全身に生じている状態で、月経痛、月経困難、足腰の冷え、不定愁訴などがあらわれる

気鬱	きうつ	気滞証が続き、わけもなくふさぎ込んだり、落ち込んだりする心の状態が長く続く
気虚風湿	ききょふうしつ	気虚が基本にあり、体内に風邪と湿邪が侵入した病態のこと。水太り、多汗、重だるさ、関節痛、むくみ、尿量減少などが起こる
虚証の痰湿	きょしょうのたんしつ	虚証の人が湿と痰による病態を発症したもので、体の重だるさ、食欲不振、悪心嘔吐、胸のつかえなどが起こる
気血両虚	きけつりょうきょ	気虚と血虚の病態がともにあらわれているもの。疲労倦怠、動悸、不眠、疲れやすい、自汗、声が小さい、脱毛、爪が割れやすい、しびれ、めまい、立ちくらみ、耳鳴りなどが起こる
気血両虚兼寒	きけつりょうきょけんかん	気血両虚証に寒邪の侵入が起こった病態。疲労倦怠、動悸、不眠、疲れやすい、自汗、声が小さい、脱毛、爪が割れやすい、しびれ、めまい、腹部や末端の冷え、腹痛、下痢などが起こる
気滞	きたい	体の正常な気の巡りが阻害され、停滞した状態。イライラ、抑うつ、口内の苦さ、ため息、げっぷ、喉の異物感、脇腹の張りや痛み、月経不順、PMSなどが起こる
気滞血瘀	きたいけつお	気滞により血行が停滞した状態で、胸や脇や腹部の張り、イライラ、肩や腰の強張り、全身の痛みやしびれ、月経痛の悪化、経血に血塊が混ざるなどの症状があらわれる
気滞実熱打撲	きたいじつねつだぼく	気滞の病態があるところに、実熱をともなう打撲が起きたもの。治りが悪く、重症化しやすい
血瘀	けつお	血液の停滞による病態。決まった部位に刺すような痛み（圧迫したり夜間になると悪化）、腫脹が起こる、唇や爪、舌の裏が青紫色になる、経血に血塊が混ざる、患部に黒ずみ（シミ、そばかすなど）が起こるなどが特徴
血虚	けっきょ	血の不足による病態。顔面蒼白、唇や舌、爪の色が白い（薄い）、めまい、立ちくらみ、心悸亢進、低体温、低血圧、不眠、手足の冷えやしびれ、月経失調（経血が少ない、周期が遅れる）などが起こる
血虚発熱	けっきょはつねつ	血虚（血の不足）により栄養不足に陥り、発熱が起こるもの
血熱	けつねつ	体内に熱がこもり、血が熱を持った状態のこと。食生活の乱れやストレスが主な原因で、ほてり、のぼせ、発熱、肌あれ、ニキビ、吹き出物、目の充血、イライラ、便秘などがあらわれる
血熱血瘀	けつねつけつお	血熱の影響で血の流れが滞り、血瘀状態（瘀血の症状）があらわれるもの。辛いものや熱いものの食べすぎ、生活習慣の乱れにより、鼻血、高熱、微熱、ほてり、のぼせ、皮下出血などの症状が起こる
水湿（水滞）	すいしつ（すいたい）	体の津液が停滞し、水湿の邪に変化した病態。手足が重だるい、浮腫、尿量減少、めまい、頭痛、吐き気などが起こる

その他

温病	うんびょう	温熱の邪が侵入することで起きる感染性発熱疾患のこと。これと対極にある「傷寒」は、寒邪が侵入することで起きる病態

虚労虚煩	きょろうきょはん	心身の極度の疲労により体力や気力が衰え、不眠、微熱が起こる
三焦実熱	さんしょうじつねつ	三焦（上焦：下顎底～胸隔、中焦：上腹部、下焦：少腹（下腹）と陰部）に実熱が起きたもの。体全体に炎症性疾患が生じる
支飲冒眩	しいんぼうげん	水飲が胸膈に滞留して肺を圧迫し、呼吸困難、顔面浮腫、めまいが起こる
実熱	じつねつ	体の熱エネルギーが過剰になった状態。熱エネルギーは体温維持や新陳代謝機能の調節を担うが、過剰になると体内に不要分が停滞し、発汗、ほてり、体内の炎症症状が起こる
実熱燥結	じつねつそうけつ	体内に熱邪が侵入し、津液を消耗した状態で、便秘、腹部の膨満感、腹痛、吐き気、嘔吐、口の渇き、口内の苦み、ほてりなどがあらわれる
上焦風熱	じょうしょうふうねつ	体の上部（上焦）、特に顔面部の発赤、熱感、かゆみをともなう化膿性の炎症
上熱下寒	じょうねつげかん	顔はのぼせるが、足が冷えている状態
少陽病／半表半裏	しょうようびょう／はんぴょうはんり	六経弁証という病気の弁証法では、寒邪により発生した疾病を初期段階から順に「太陽病・陽明病・少陽病・太陰病・少陰病・蕨陰病」の6つに分類する。太陽病・陽明病・少陽病はまとめて「三陽病」といい、体力が残っており、体の正気が邪に対し抵抗している段階。このうち少陽病は、外邪が表になく、また1つ前の陽明病のように裏にも入っていない状態なので「半表半裏証」ともいい、冷感と熱感とが交互にあらわれる（往来寒熱）特徴がある
食滞	しょくたい	「傷食」ともいう。暴飲暴食、冷たいものや生ものの食べすぎなどで生じる急性消化不良の状態。悪心、嘔吐、下痢、下腹部や胃部の張りなどが起こる
津気両傷	しんきりょうしょう	津液と気の消耗が起きている状態。疲労倦怠、ほてり、喉の渇き、痩身などが起こる
水飲	すいいん	痰飲や胃内停水（胃の中に水が溜まってチャポチャポと音がする）といった体内の水分停滞の病態
痰飲	たんいん	水飲が胃腸に停留してしまった病態。胃内停水、胸から腹部にかけての膨張感、透明で薄い痰が多く出る、水を欲しない、めまい、心悸亢進などが起こる
痰気鬱結	たんきうっけつ	気の鬱結（停滞）により痰が体内に過剰になった状態で、喉のつかえ、圧迫感、憂うつ感、不安感、胸や胃部の張りなどがあらわれる
熱毒	ねつどく	体内の熱の勢いが強く、発赤、腫脹、化膿、高熱などが起こる
表寒表虚	ひょうかんひょうきょ	体の表面である皮膚に寒邪が停滞した状態で、体力の消耗があるもの。寒気と（弱い）発熱、サラサラした鼻水、薄い痰、関節痛、頭痛、自汗などが起きる
表虚	ひょうきょ	体力が低下したときに皮膚が滋養できず、汗が止まらないなどの症状が出る

主な「作用」の一覧

2章の「対処法」の欄などに登場する漢方薬（生薬）が持つ「作用」についてまとめます。

安神	あんじん	精神を安定させる
温経散寒	うんけいさんかん	体を温めて寒邪を取り除く
温経通脈	うんけいつうみゃく	体を温めて血管を広げる
益気生津	えっきせいしん	気を補い、津液を増やす
温中散寒	おんちゅうさんかん	お腹を温め、冷えによる腹痛や下痢を治療する
温熱	おんねつ	温める
温補	おんほ	温めて体内の熱エネルギーの不足を補う
温補腎陽	おんほじんよう	温めて腎陽（腎の陽気。体を温めたり水分代謝を高める）を補う
温陽化気	おんようかき	温めて気を補う
温陽散寒	おんようさんかん	温めて寒邪を除く
温裏	おんり	内臓を温める
化痰	かたん	痰を解消する
化痰止咳	かたんしがい	痰を解消して咳を止める
活血	かっけつ	血の流れを改善する
活血化瘀	かっけつかお	血の汚濁を解消して、血行を改善する
活血行気	かっけつぎょうき	気の流れと血の流れを同時に改善する
緩急止痛	かんきゅうしつう	緊張を緩めて止痛する
緩和	かんわ	厳しさ、激しさを和らげる
強筋骨	きょうきんこつ	筋骨を強化する
行気	ぎょうき	気の巡りを正す
行血	ぎょうけつ	血の流れを改善する
祛寒	きょかん	寒邪を取り除く
去痰	きょたん	痰を除く
去痰飲	きょたんいん	痰飲を除く
祛風	きょふう	風邪を取り除く
祛風解毒	きょふうげどく	風邪を除いて解毒する
祛風湿	きょふうしつ	風邪と湿邪を取り除く
祛風熱	きょふうねつ	風邪と熱邪を取り除く
解鬱	げうつ	うつを解消する
解毒	げどく	毒物の作用をなくす
解熱	げねつ	高体温を下げる

解表	げひょう	体内や体表の邪気を除く
健胃	けんい	胃の働きを改善する
健胃止嘔	けんいしおう	胃の働きを改善し、嘔吐を鎮める
健胃整腸	けんいせいちょう	胃の働きを改善し、腸を整える
健脾	けんぴ	脾の働きを改善する
健脾理気	けんぴりき	脾の働きを改善し、気の巡りを正す
健脾利水	けんぴりすい	脾の働きを改善し、水分代謝を正す
抗炎症	こうえんしょう	炎症を鎮める
降気	こうき	気の上逆を正す
降気化痰	こうきかたん	気の上逆を正すことで痰を除く
抗菌	こうきん	有害な菌が増えるのを防ぐ
固表	こひょう	自汗を止めたり、感冒のかかりやすさを正す
殺菌	さっきん	有害な菌を取り除く
散寒	さんかん	寒邪を除く
散寒止痛	さんかんしつう	寒邪を除き、痛みを止める
散寒通陽	さんかんつうよう	寒邪を除き、陽気の通りをよくする
滋陰	じいん	体内の陰を補う
滋陰清熱	じいんせいねつ	体内の陰を補い、熱を冷ます
止咳	しがい	咳を止める
止咳化痰	しがいかたん	咳を止めて痰を除く
止汗	しかん	汗を止める
止血	しけつ	出血を止める
止瀉	ししゃ	下痢を止める
滋潤	じじゅん	体内の潤いをつける
滋腎潤燥	じじんじゅんそう	腎陰虚を改善し、乾燥を治す
止痛	しつう	痛みを止める
滋補肝腎	じほかんじん	肝と腎の働きを補い、陰虚を改善する
瀉下	しゃげ	便を下す
瀉下通便	しゃげつうべん	便を下して通じをよくする
重鎮安神	じゅうちんあんじん	精神不安定を、重さのある生薬で落ち着かせる
収斂	しゅうれん	組織や血管を収縮させる
収斂止瀉	しゅうれんししゃ	収斂作用によって下痢を止める
潤燥	じゅんそう	潤いをつけて乾燥を正す
潤腸	じゅんちょう	腸に潤いをつける
潤腸通便	じゅんちょうつうべん	腸に潤いをつけて便通を改善する
潤肺	じゅんぱい	肺を潤す

潤肺化痰	じゅんぱいかたん	肺を潤して痰を除く
潤肺止咳	じゅんぱいしがい	肺を潤して咳を止める
滋養	じよう	体を養う
消炎	しょうえん	炎症を抑える
消炎利尿	しょうえんりにょう	利尿とともに患部の炎症を取る
升提	しょうてい	下垂した内臓を持ち上げる
生脈	しょうみゃく	心肺を補い、体力を回復させる
消食化積	しょうしょくかせき	消化器内の飲食物の停滞を取り除く
辛温解表	しんおんげひょう	辛温薬で発汗させて風寒邪を除く
辛涼解表	しんりょうげひょう	辛涼薬で冷まして風熱邪を除く
推動	すいどう	気の働きで血や水を動かす
清肝	せいかん	肝熱を清熱する
清虚熱	せいきょねつ	虚熱を冷ます
制酸	せいさん	胃酸を抑制する
清心	せいしん	心熱を冷ます
生津	せいしん	津液を増やす
生津潤燥	せいしんじゅんそう	津液を増やし、乾燥を改善させる
制吐	せいと	吐き気を抑制する
清熱	せいねつ	熱を冷ます
清熱化痰	せいねつかたん	熱を冷まして痰を除く
清熱解毒	せいねつげどく	熱を冷まして解毒する
清熱燥湿	せいねつそうしつ	熱を冷まして湿を除く
清肺	せいはい	肺熱を冷ます
清肺平喘	せいはいへいぜい	肺熱を冷まして喘息を鎮める
燥湿	そうしつ	余剰な湿を取り除く
燥湿化痰	そうしつかたん	余剰な湿を取り除き、痰を除く
燥湿健脾	そうしつけんぴ	余剰な湿を取り除き、脾の働きを正す
疏肝	そかん	肝の疏泄作用を正す
疏肝解鬱	そかんげうつ	肝の疏泄作用を正し、肝鬱を改善する
調和	ちょうわ	働きを整える
調和諸薬	ちょうわしょやく	構成生薬の働きを整える
調和脾胃	ちょうわひい	脾胃の働きを整える
鎮嘔	ちんおう	嘔吐を止める
鎮咳	ちんがい	咳を鎮める
鎮咳去痰	ちんがいきょたん	咳を鎮め、痰を除去する
鎮痙	ちんけい	痙攣を止める

鎮痛	ちんつう	痛みを鎮める
通竅	つうきゅう	詰まりを通す
通陽	つうよう	寒湿などで生じた陽気不通を正す
肉芽形成促進	にくがけいせいそくしん	新しい組織の生成を促進する
排膿	はいのう	膿を排出させる
排膿解毒	はいのうげどく	膿を排出させて解毒する
発汗解表	はっかんげひょう	汗をかかせて毒素を排出する
発散	はっさん	外へ出して散らす
脾胃調和	ひいちょうわ	脾胃の消化機能を正す
平肝	へいかん	肝の機能亢進を改善する
平肝清熱	へいかんせいねつ	肝の機能亢進を改善し、肝熱を改善する
平喘	へいぜい	喘息を鎮める
平喘止咳	へいぜいしがい	喘息を鎮めて咳を止める
補陰	ほいん	陰を補う
芳香化湿	ほうこうかしつ	芳香成分で体内の余剰な水分を除く
補肝腎	ほかんじん	肝と腎の働きを改善する
補気	ほき	気を補う
補気健脾	ほきけんぴ	脾の働きを改善し、気を補う
補血	ほけつ	血を補う
補血行血	ほけつぎょうけつ	血を補い、循環を改善させる
補血滋陰	ほけつじいん	血を補い、陰を補う
保護	ほご	外部刺激から守る
保湿	ほしつ	潤いをつける
補腎	ほじん	腎の働きを改善する
補腎益精	ほじんえきせい	腎の働きを改善させ、精を増やす
補腎益肺	ほじんえきはい	腎の働きを改善させ、肺の働きを正す
補腎陽	ほじんよう	腎陽を補う
補脾	ほひ	脾の働きを改善する
補陽	ほよう	陽気を補う
補陽散寒	ほようさんかん	陽気を補い、寒邪を除く
明目	めいもく	目の機能を改善する
養血	ようけつ	血を増やす
養血安神	ようけつあんじん	血を増やし、精神を安定させる
養心安神	ようしんあんじん	心気を増やし、精神を安定させる
理気	りき	気を巡らせ、腸の蠕動運動を正す
理気化湿	りきかしつ	気を巡らせ、湿邪の害を正す

理気化痰	りきかたん	気を巡らせ、痰を除く
理気行気	りきぎょうき	気を巡らせ、気の流れを正す
理気降逆	りきこうぎゃく	気を巡らせ、上がりすぎた気を下げる
理気止痛	りきしつう	気を巡らせ、痛みを止める
利湿	りしつ	過剰な湿を代謝により除去する
利湿健脾	りしつけんぴ	脾の働きを改善し、水分の代謝を正す
利水	りすい	水分の代謝を正す
利水消腫	りすいしょうしゅ	主に利尿作用を持ってむくみを取る
利水除痺	りすいじょひ	主に利尿作用を持って痛みやしびれ（痺証）を改善する
利水通淋	りすいつうりん	水分の代謝を正し、尿路の異常を改善する
利胆	りたん	肝の作用を正し、胆汁の分泌を促進する
涼血	りょうけつ	血熱を清熱する
和胃	わい	胃気の不和を改善させる
和胃養陰	わいよういん	胃気の不和を改善し、胃陰虚を改善する

索引

※本書、2章に掲載した漢方薬の索引です。「漢方薬163」の欄は、前著『現場で使える 薬剤師・登録販売者のための漢方相談便利帖 わかる！選べる！漢方薬163』（翔泳社）の掲載ページです。

漢方薬	読み	体質	本書	漢方薬163
杞菊地黄丸	こぎくじおうがん	虚・中間	35, 36, 41, 43, 48, 51, 52, 80, 86, 109, 120, 128, 146, 159, 160, 161, 162, 165	116
五虎湯	ごことう	中間・実	36, 83	117
五積散	ごしゃくさん	虚・中間	50, 155	118
牛車腎気丸	ごしゃじんきがん	虚	39, 48, 49, 99, 146, 150	119
呉茱萸湯	ごしゅゆとう	虚	50, 157	120
五苓散	ごれいさん	虚・中間・実	39, 51, 53, 55, 99, 159, 170, 178	122
柴胡加竜骨牡蠣湯	さいこかりゅうこつぼれいとう	中間・実	33, 34, 38, 42, 65, 69, 94, 117	124
柴胡桂枝乾姜湯	さいこけいしかんきょうとう	虚・中間	38, 94	125
柴胡桂枝湯	さいこけいしとう	虚	32, 46, 58, 138	127
柴苓湯	さいれいとう	虚・中間・実	49, 53, 154, 170	130
三黄瀉心湯	さんおうしゃしんとう	実	54, 176	131
参茸補血丸	さんじょうほけつがん	虚	41, 42, 43, 44, 109, 116, 122, 128,	132
酸棗仁湯	さんそうにんとう	虚・中間	33, 34, 66, 72	133
滋陰至宝湯	じいんしほうとう	虚	36, 84	136
四逆散	しぎゃくさん	中間・実	33, 38, 39, 46, 49, 62, 94, 97, 136, 153	138
四君子湯	しくんしとう	虚	35, 42, 46, 53, 73, 79, 113, 135, 136, 168	139
七物降下湯	しちもつこうかとう	虚	48, 52, 55, 144, 164, 179	141
四物湯	しもつとう	虚	39, 95, 181	143
十全大補湯	じゅうぜんだいほとう	虚	32, 35, 38, 41, 42, 44, 55, 59, 80, 93, 109, 115, 127, 181	147
小建中湯	しょうけんちゅうとう	虚	42, 49, 113, 152	152
小柴胡湯	しょうさいことう	虚	32, 36, 46, 54, 58, 86, 138, 171	153
勝湿顆粒	しょうしつかりゅう	中間・実	41, 111	77
小青竜湯	しょうせいりゅうとう	虚・中間	32, 36, 40, 57, 84, 101, 102	154
小半夏加茯苓湯	しょうはんげかぶくりょうとう	虚・中間	46, 139	155
消風散	しょうふうさん	虚・中間・実	40, 105	156
生脈散	しょうみゃくさん	虚	32, 37, 41, 47, 53, 59, 88, 89, 108, 110, 142, 145, 168, 170	158
逍遙散	しょうようさん	虚・中間	38, 39, 42, 44, 46, 94, 97, 117, 127, 136	159
辛夷清肺湯	しんいせいはいとう	虚・中間・実	40, 103	161
参蘇飲	じんそいん	虚	32, 57	162
参馬補腎丸	じんばほじんがん	虚	38, 41, 42, 43, 44, 48, 52, 55, 94, 109, 113, 119, 120, 122, 125, 128, 146, 165, 182	163
心脾顆粒	しんぴかりゅう	虚	43, 121, 122	164
真武湯	しんぶとう	虚	45, 131	166
参苓白朮散	じんりょうびゃくじゅつさん	虚	35, 40, 42, 45, 46, 53, 73, 79, 106, 113, 131, 135, 168	167
清暑益気湯	せいしょえっきとう	虚	41, 53, 110, 168	171
川芎茶調散	せんきゅうちゃちょうさん	虚・中間・実	50, 157	174
疎経活血湯	そけいかっけつとう	虚・中間・実	49, 50, 151, 155	175
大黄甘草湯	だいおうかんぞうとう	虚・中間・実	45, 134	177
大黄牡丹皮湯	だいおうぼたんぴとう	中間・実	49, 153	179
大柴胡湯	だいさいことう	中間・実	33, 63	182
大承気湯	だいじょうきとう	中間・実	33, 45, 63, 134	183
沢瀉湯	たくしゃとう	虚・中間・実	55, 178	185

［著者プロフィール］

杉山 卓也 （すぎやま・たくや）

薬剤師／漢方アドバイザー。神奈川県座間市にある「漢方のスギヤマ薬局」にて「あらゆる人生相談に乗れる漢方薬剤師」を
モットーに、メンタル、子宝、子ども、ペットなど、ひとりひとりに寄り添った漢方相談を受けるかたわら、講師として年
100回を超えるセミナー・講座を開催。また、漢方専門店「成城漢方たまり」、中医学や薬膳、経済学まで1年間で学べる
「tamari 中医学養生学院」の経営や、漢方薬局経営者向けのコンサルティングも積極的に行う。中医学界初のオンラインサロン
である「タクヤ先生の中医学オンラインサロン」も爆発的な人気を博している。神奈川中医薬研究会会長、星薬科大学非常勤講師、
合同会社 Takuya kanpo consulting 代表。
- ●漢方のスギヤマ薬局　https://sugiyaku.com
- ●タクヤ先生の中医学オンラインサロン　https://lounge.dmm.com/detail/1413/
- ●成城漢方たまり／tamari 中医学養生学院　https://tamarikanpo.com/store/

■会員特典データのご案内
本書183～196ページに掲載「主な「証」の一覧」と「主な「作用」の一覧」のPDFデータを、以下のサイトからダウンロー
ドして入手いただけます。
　　https://www.shoeisha.co.jp/book/present/9784798165707

■注意
※会員特典データのダウンロードには、SHOEISHA iD（翔泳社が運営する無料の会員制度）への会員登録が必要です。詳
　しくは、Web サイトをご覧ください。
※会員特典データに関する権利は著者および株式会社翔泳社が所有しています。許可なく配布したり、Web サイトに転載
　することはできません。
※会員特典データの提供は予告なく終了することがあります。あらかじめご了承ください。
※会員特典データの提供にあたっては正確な記述につとめましたが、著者や出版社などのいずれも、その内容に対してなん
　らかの保証をするものではなく、内容やサンプルに基づくいかなる運用結果に関してもいっさいの責任を負いません。

現場で使える 薬剤師・登録販売者のための漢方相談便利帖 症状からチャートで選ぶ漢方薬

2020年8月28日　初版第1刷発行
2022年1月15日　初版第2刷発行

著　者	杉山 卓也	
発行人	佐々木 幹夫	
発行所	株式会社 翔泳社　（https://www.shoeisha.co.jp）	
印刷・製本	株式会社 広済堂ネクスト	

©2020 Takuya Sugiyama

- -

本書は著作権法上の保護を受けています。本書の一部または全部について（ソフトウェアおよびプログラムを含む）、株
式会社 翔泳社から文書による許諾を得ずに、いかなる方法においても無断で複写、複製することは禁じられています。

- -

本書へのお問い合わせについては、2ページに記載の内容をお読みください。

- -

造本には細心の注意を払っておりますが、万一、乱丁（ページの順序違い）や落丁（ページの抜け）がございましたら、
お取り替えいたします。03-5362-3705 までご連絡ください。

- -

ISBN978-4-7981-6570-7　　　　　　　　　　　　　　　　　　　　　　　　Printed in Japan